JN336867

決定版
体が蘇《よみがえ》る3分間呼吸法

帯津三敬病院名誉院長
帯津 良一

祥伝社

まえがき

呼吸法に携《たずさ》わって、まもなく四〇年になろうとしています。学生時代は空手部の青春を謳歌《おうか》しました。卒業して外科医の道に入ると、これはまた目が回るような忙しさです。空手部の郷愁に浸《ひた》っている余裕はありません。空手とはきっぱり決別しました。

ある日、通勤の途中に、八光流柔術《はっこうりゅう》なる真新しい看板を見つけました。この看板が目に入るたびに興味が高まって来て、ついにある日訪ねて行き、その場で入門しました。

この柔術の特徴は医療体術とでもいうのでしょうか。攻撃点が経絡《けいらく》や経穴《けいけつ》（ツボ）つまり鍼灸《しんきゅう》の治療点なのです。経絡や経穴に瞬間刺激を与えることによって激痛をもたらし、相手は堪《たま》らずもんどりを打って投げ出されるというわけです。

投げ出されていれば、どんどん健康になっていくのですから、これほど横着な養生法《ようじょう》はありません。この点がまず気に入りました。問題は技を仕掛ける側です。相手の経絡や経穴に手が触れた途端に丹田《たんでん》の気を一気にここに運んで疼痛《とうつう》を与えようというのですから、これはまさに至難の技です。長いながい修行が必要です。

その修行のなかで閃《ひらめ》いたのです。技や芸には固有の呼吸というものがある。その呼吸を身につけることが、その技や芸をマスターする近道なのだと。迷わず丹田呼吸法で有名な調和道《ちょうわどう》協会の門を叩《たた》きました。

当時の会長は内科医でかつ歯科医の村木弘昌《むらきひろまさ》先生。すでに治しと癒《いや》しをしっかり使い分けていた慧眼《けいがん》の士です。さらに東京大学医学部の先輩で解剖学なかんずく発生学が専門の三木成夫《みきしげお》先生という名伯楽《めいはくらく》を得て、ついに呼吸法のなかに宇宙を見てしまったのでした。

そんなときに中国の気功に出会ったのですから堪ったものではありません。一気に呼吸法開眼《かいがん》です。当時私は外科医として都立駒込病院で食道がんの手術に明け暮れするなかで西洋医学の限界を感じてしまったのです。

西洋医学の限界は何処《いずこ》に？　部分を観ることにかけてこれほど長《た》けた医学はありません。反面、部分と部分とのつながり、あるいは部分と全体との間のつながりを観ることを苦手にしていることに気づいたのです。

百尺竿頭《ひゃくしゃくかんとう》一歩を進めるためにつながりを観る医学である中国医学を合わせることを思いついたのです。いわゆる中西医結合《ちゅうせいいけつごう》のがん治療です。まずは中国医学がどのようにしてがん治療に貢献しているかこの目で確かめるべく初めての訪中が一九八〇年の九月のことでした。

鍼麻酔で世界に勇名をとどろかせていた北京《ペキン》市肺がん研究所で気功に出会ったのです。附属病院の中庭で練功に励む患者さんたちを見たとき、あっこれは呼吸法だと覚《さと》り、次いで中国医学のエースは気功だと悟ったのでした。

帰国後一念発起、中西医結合によるがん治療を旗印にかかげた病院を郷里の川越に開いたのが一九八二年十一月。気功道場を併設した病院としては初めてのことでしょう。やがてアメリカから入って来た、からだ、こころ、いのちの一体となった人間まるごとをそっくりそのままとらえるホリスティック医学へと華麗なる転身。
爾来《じらい》三〇年余にわたって呼吸法はわがホリスティックながん治療の中核をなして来ました。それだけに本書によってその一端を垣間見《かいま》て、医療の王道に思いを馳《は》せていただければ、これ以上の喜びはありません。

二〇一五年九月

帯津良一《おびつりょういち》

もくじ

第2章 正しい呼吸法をマスターする　47

第3章

医者の私が治療に呼吸法を取り入れた理由　83

第4章

心と体の悩みを解消する症状別3分間呼吸法 103

第5章 これだけは毎日の習慣にしたい調和道丹田呼吸法 189

カバーデザイン／マグラーデザイン スタジオ
イラスト／中川原 透
編集協力／友文社

第1章

呼吸法の驚くべき効果

投資額〇円の健康法

呼吸って不思議ですね。起きているときも寝ているときも、ふだんはほとんど無意識に行なっています。でも、起きているときは自分で意識すれば変化させることもできます。

人間は一生に何回呼吸をするのでしょうか。平均すると一分に約一五回、つまり一時間に九〇〇回、一日に二万一六〇〇回、人生八〇年として、六億三〇七二万回……。そのうち、少しでも健康にプラスになるようにと一日一〇〇回ほど呼吸を意識して行なったら、一年で三万六五〇〇回、一生で二九二万回になります。一日のうちのほんのわずかな時間も、長き期間で見ると大きな差となり、どういう呼吸をしているかということは、人生にとても大きな影響を与えることになります。

ふだん無意識にしている呼吸を、意識的に行なうことによって古来より養生法として進化させたのが「呼吸法」です。

考えてみれば、場所がいらない、お金がかからない、誰でも簡単にできる、短時間でできるなど、呼吸法は最も手っ取り早い健康法です。ただし毎日の継続が必要です。でも、一日に数分だけでも、意識して呼吸法を行なえば、やがて心身にさまざまな効果が現れます。

呼吸法には次のような効果があります。

1 自律神経のバランスを整える効果
2 生命のエネルギーを高める効果
3 エントロピーを排出する効果
4 自然治癒力、免疫力をアップする効果
5 セロトニンを活性化する効果

人が、過酷な社会を生き抜き、ひるまず、楽しく、ときめいて、人間らしく暮らしていくためにとても重要なことばかりです。まずは、これらを解説していくことから始めましょう。

1 自律神経のバランスを整える

呼吸法だけが自律神経に働きかけられる

老いた親の介護のストレスで親を殺してしまったり、老老介護に疲れて夫が妻を殺してしまったり、言うことを聞かない、この子がいると仕事に行けないと幼いわが子を殺してしまった……など、犯罪に走ってしまった人々。

ますます広がる格差社会、弱肉強食、勝ち組と負け組が歴然……、いつまでも正規雇用にならず、年収が低い人々。

震災により、いまだに自宅に帰れない被災者たち、二度と故郷に戻れない原発近郊の被災者たち……。

そんなニュースが毎日のように報じられています。

日常で、ストレスが溜《た》まってイライラする、それどころかストレスで動悸《どうき》が激しくなったり息苦しくなったという経験はありませんか。それは体に黄色信号が灯った証《あかし》です。いや赤信号かもしれません。

現代社会において、すべての人は大なり小なりストレスを抱えて生きているといっていいでしょう。仕事、家事、育児、人間関係……要因はさまざまあり、それらのストレスをすべて取り除くことは不可能です。だから人間は無意識のうちにバランス感覚が働き、会社帰りに同僚と飲んだり、バッティングセンターで思い切りボールを打ったり、ジムで走ったり泳いだりなど、ストレスを発散したり減らそうとしているのです。それですめばいいのですが、過度のストレスは体や心にダメージを与えます。自律神経失調症になって、めまいや冷や汗、過呼吸、情緒不安定といった症状が出たりすることがあります。

自律神経には内臓の働きを高め、精神を高ぶらせる交感神経と、働きを低下させて精神を鎮静させる副交感神経の二つがあり、昼間、仕事に向かっているときは交感神経、帰宅して就寝するときは副交感神経が働くなど、反対の働きを持ちながらもバランスを保ち、内臓などが正常に働くように調節しているのです。自律神経失調症とはこの調節機能が乱れて、体に異常をきたしてしまうことをいいます。

新しい情報や刺激過多の現代に生きている以上仕方がないとはいえ、交感神経だけが一方的に興奮し続け、体が興奮状態のままでいると、副交感神経とのバランスが崩れてしまいます。自律神経は意識に関係なく自動制御で働いているため、一度バランスが崩れると回復させることは困難です。

ただ唯一、呼吸法だけが、自律神経に働きかけることができます。ゆっくりと「吐く息」を意識して呼吸することによって、副交感神経が働き、交感神経とのバランスが回復してくるのです。

ストレスはあった方がいい

過度のストレスはダメージを与え、確かに悪者ですが、実は適度なストレスは、心に張りをもたらしプラスの作用があると思います。

作家の五木寛之《いつきひろゆき》氏は「ストレスは宿命である」といっています。確かに生きている限り、ストレスと無縁ではいられないのですが、同時にストレスを乗り越え、打ち克つことによって、人間は成長していくともいえます。体には病気にならないように「自然治癒力」が備わっていて、毎日数千個発生するといわれているがん細胞が、多くの場合、発病しないですんでいるのは、この自然治癒力によるものです。ストレスはこの自然治癒力を刺激し、衰えを防いでいると思うのです。

定年退職し、ストレスから解放され、悠々自適の生活を送り始めた途端に、がんを宣告され、亡くなってしまった私の友人がいます。

ストレスは自然治癒力の敵ですが、その敵に直面していることで絶えず自然治癒力を刺激し、戦力の低下を防いでいて、逆にストレスが少ない人は、平和な状態が続いているため、いざというときの戦闘態勢が整わず、せっかく備わっている自然治癒力を発揮できないと考えられます。適度なストレスはあった方がいいのです。

ストレスをコントロールできるのは呼吸法だけ

一病息災というように、大病を患《わずら》った人はそうでない人と確実に違っています。同様に、ストレスも害だけでなく得るものもあります。悩み、傷つき、人生のさまざまな壁を乗り越えていくからこそ、人生は充実してくるのです。

呼吸法とは、吐く息を重んじ、副交感神経を働かせることで心身のリラックスをもたらし、全身の調和をはかるものです。自律神経のバランスを整え、ストレスをコントロールできるのは、唯一、呼吸法だけなのです。

2 生命のエネルギーを高める

西洋医学は「治し」、呼吸法は「癒し」

西洋医学では手術や薬による治療で病気を治します。それは体という機械の故障の修理をするがごとく、体の問題部分を手術や薬で元の状態に戻すことです。ですから西洋医学の行なうことは「治し」です。

対象とするのは、あくまでも「体」です。

これに対して呼吸法は〝生命のエネルギー〟を高めるもので、「癒し」と捉えるべきだと私は思います。

対象は体の部分ではなく、「生命」です。

この〝生命のエネルギー〟が下がると心身に異常が発生します。それを正常に戻そうとする力が自然治癒力ですが、その自然治癒力を回復させることが「癒し」であり、呼吸法はそのための方法なのです。自分の意志で回復させようとすることが「養生」です。

つまり呼吸法は病気を治すための方法ではなく、〝生命のエネルギー〟を上げるための癒しの方法なのです。

生命のエネルギーが自然治癒力を高める

では呼吸法では病気は治らないのかということですが、呼吸法による「癒し」で〝生命のエネルギー〟が高まると自然治癒力もアップします。自然治癒力という考え方は古代ギリシャの医師ヒポクラテス（Hippokratēs 前四六〇年頃～前三七五年頃）の時代からあるのですが、残念ながら西洋医学ではまったく考慮されていません。でも実際は西洋医学も自然治癒力の世話になっているのです。

私は外科医として多くの手術をしてきました。手術後は傷口を縫いますが、それ以降は消毒するくらいで、医者は何もできません。あとは患者さん自身が持っている自然治癒力によって、傷口がふさがるのを待つしかありません。例えば転んで膝《ひざ》を擦《す》りむいてしまったくらいで病院には行かないでしょう。傷口を消毒してしばらくすれば血が止まり、いつの間にかかさぶたができて、かさぶたが取れたら完治していますよね。

なぜ傷が治るのでしょうか。

風邪をひいたとき、ぐっすり眠って休息をとったら治ったという経験もあるでしょう。それこそが、人体に備わっている自然治癒力のおかげなのです。呼吸法によって自然治癒力が高まれば、結果として病気を治すことにつながるといえるのではないでしょうか。

ある高名な僧が七〇代の頃、結核でもう長くはもたないといわれ、「どうせ死ぬなら」と、ベッドの上で坐禅を続けたら、自然に回復したという話を聞いたことがあります。その僧は一〇〇歳を超えても元気で過ごしているようです。

「癒し」が表情を変える

私の病院には呼吸法を行なっている道場があるのですが、深刻ながんの患者さんの中にも、ときおり科学では説明できない回復をされる方もいらっしゃいます。

道場で呼吸法を行なっているがんの患者さんたちの多くは、呼吸法を続けるうちに病気に対する考え方が変わってくるようです。がんに対する怖れや不安が呼吸法によって和《やわ》らいでいくのです。「心が落ち着きました」という言葉をよく耳にするようになります。

医学界も日進月歩。昔に比べてがんの治癒率は大幅にアップしました。でも、がんを宣告された人は例外なく「死」を意識します。その恐怖感は想像を絶するでしょう。でも、そんな患者さんたちが呼吸法を続けるうちに、進行が遅くなったり、再発が抑えられるケースがあるのです。

ただし初めから奇跡を望んではいけません。

繰り返しますが、呼吸法は「治し」ではなく「癒し」です。

日々の努力、自らの意志で〝生命のエネルギー〟を高めていくものです。

それが結果として心身の問題を解決したり、ストレスのコントロール、病気の予防などに役立ったりするのです。呼吸法はこの〝生命のエネルギー〟を高めていくのです。

3 エントロピーを排出する

人体はエントロピー増大の法則の例外なのだが

一般的には、世間の物事は放ったらかしにしておけば、少しずつ秩序が乱れていきます。例えば私の仕事部屋の机の上は、手を加えない限り、乱雑さが増していき、ほこりも溜まっていきます。みなさんのご自宅でも、郵便物や荷物の整理整頓を放っておくと足の踏み場もなくなり、掃除を怠っていると部屋が汚れてきますね。

このように、物事の秩序が次第に乱れていくことをエントロピーが増加するといい、エントロピー増大の法則は世の中のすべての現象に当てはまるとされています。

これに対して、人間の体は自律神経などによって正常な状態＝恒常性が保たれ、常にその状態を保とうとする機能が備わっているので、エントロピー増大の法則が当てはまらない例外であることになります。通常は体内のエントロピーは汗、涙、小便、大便などを通じて体外に排出され、増大しないことになっています。

ところが何かの理由で自律神経などが乱れ、恒常性が保てなくなってしまうと、体の中にあって秩序を壊そうとする力、つまりエントロピーの活動が旺盛になってきます。

体内のエントロピーが増えると、体の正常な状態が乱されてしまいます。その乱れが病気を引き起こしたり、老化を早めたりすると考えられています。

ヒポクラテスの時代からあったエントロピー排出法

そんなときに役立つのが呼吸法です。息を吐くことで、体内に滞《とどこお》っているエントロピーを吐き出すのです。

古代ギリシャのヒポクラテスの時代から、病気の治療法として、汗をかかせたり、深呼吸をさせたり、大小便を出させたりしていました。体内のエントロピーを排出させていたわけです。

吐く息によって体内のエントロピーを宇宙に向かって吐き出し、吸う息で宇宙からのエネルギーを吸収する。そうやって体の秩序は回復し、正常な状態に戻っていくのです。この秩序が回復していく能力こそが、自然治癒力なのです。

4　自然治癒力、免疫力をアップする

西洋医学で無視される自然治癒力、研究される免疫力

呼吸法によって生命のエネルギーが高まり、自然治癒力がアップすることは申し上げてきました。自然治癒力は自律神経やホルモン分泌など体の機能のバランスを正常に保つ、恒常性を維持しようとする力であり、傷口を修復する再生機能であるといえるでしょう。

恒常性を維持しようとする力が働けば、例えば激しい運動をして酸素をたくさん消費したときは心拍数が上がって、酸素をたくさん摂《と》りいれることで血液の循環を促《うなが》します。

また自律神経のバランスがとれていれば、ストレスなどで交感神経が大いに興奮したときには副交感神経が働いてリラックスさせようとします。傷口

を修復する再生機能が働けば、擦りむいた傷口などはいつのまにかかさぶたになり、やがて治っていきます。

強いストレスで胃潰瘍《いかいよう》ができることは知られていますが、これも特別に薬など飲まなくても、多くの場合は、ストレスから解放され、のんびりとした生活をしていれば自然に治ってしまいます。これが自然治癒力です。ところが胃潰瘍だからとすぐに仕事を休むわけにはいかないので、仕方なく薬を飲むことがありますよね。これは、胃の酸度を減らしたり、胃の粘膜の血流をよくするような効果のある薬であって、自然治癒力の不足を補うもので、主役はあくまでも自然治癒力なのです。

これらの自然治癒力に加えて、外から入ってくるウイルスや細菌に対して体を防衛する力、人間が持っている生体防御の力が「免疫力」です。

免疫力は、自分が自分を守るために生まれながらにして持っている力で、体内に入ったウイルスや細菌などを排除したり、それらから身を守る力です。ですから自然治癒力の一部だと考えていいでしょう。

少し難しく言いますと、免疫は自己と非自己を分けて自己のアイデンティティを確立し、自己と非自己を守る働きです。

一方、自然治癒力とはどのようなものでしょうか。自然治癒力とはVis medicatrix naturaeと言います。ラテン語です。ということはこの言葉の誕生はローマ時代ということになります。ローマ時代の名医といえばガレノス（Galēnos 一二九年頃〜一九九年）です。確かにガレノスは自然治癒力について大いに語っています。しかし、自然治癒力という概念の発祥は古代ギリシャの医聖ヒポクラテスに遡《さかのぼ》ります。

ヒポクラテスは病が治ったり癒えたりする根源的な力として体内にある自然（Nature）というものを提唱しました。言葉は違いますが、概念的には自然治癒力のことであることは間違いありません。

こんなに古くから取沙汰されているにもかかわらず、いまだに自然治癒力の正体はつかめてはいません。

そこで自由に考えることにしました。

私たちの体内にも電磁場や重力場が存在していますが、より生命に直結した生命場というものも存在しています。

この生命場のエネルギーが生命。そのエネルギーが低下したとき、これを回復すべく本来的に生命場に備わった能力を自然治癒力と考えました。というわけで、自然治癒力は生命場の根源的な力として免疫力に対して指令塔のような役割をしています。

ただ、免疫力も故多田富雄《ただとみお》先生（免疫学、元東京大学名誉教授）がスーパーシステムと呼んだように場の働きの面も持ち合わせています。ですから免疫力も自然治癒力の一部であると考えることもできないわけではありません。

違うのは、自然治癒力は西洋医学ではあまり手がつけられてなく、実態はまったくわかってないのですが、免疫力は科学的に捉えられ、研究されていることです。

敵はストレス、加齢、生活習慣

自然治癒力が低下すれば当然ながら免疫力も落ちていきます。ストレス、加齢、生活習慣など、私たちは自然治癒力を低下させる要因に囲まれて生きているといっても過言ではありません。

そんなときに効果を発揮するのが呼吸法なのです。呼吸法は「吐く息」を重んじ、副交感神経を刺激します。

「副交感神経を優位にすると血中のリンパ球が増え、免疫の働きが高まる」と、新潟大学名誉教授で日本自律神経免疫治療研究会理事長の安保《あぼ》徹《とおる》氏もいっています。

ということは、呼吸法で副交感神経を優位にすれば免疫力が上がるということがいえるのです。

「人相のいい人は免疫力が高い」というユニークな持論を述べられていたのが、久留米大学名誉教授で免疫学者だった故横山《よこやま》三男《みつお》氏です。氏によると、免疫についてはまだわかってないことが多く、人相を見るのがいちばんわかりやすいそうです。

私も同感です。私の病院の道場で呼吸法を続けている患者さんを見ていると、長く続けるうちにどんどんいい顔になってくるのです。雑念がないというか、落ち着いたというか、病気という恐怖から解放されたような、いい顔になっています。

呼吸法によって副交感神経を優位にし、生命のエネルギーを高めることで、免疫力がアップしている、それが顔に反映されているのではないかと思うのです。

「笑い」は免疫細胞を活性化させる

また、笑うことも呼吸法の一つです。笑い声とともに大きく息を吐くからです。

以前から、笑うことによって免疫細胞であるＮＫ（ナチュラルキラー）細胞が活性化するという研究がされていて、がん患者さんがモンブランに登頂したことで話題になった、生きがい療法で有名な倉敷・すばるクリニックの伊丹仁朗《いたみじろう》先生や、心、体、生命を全体的に考えるホリスティック医学を行なっている名古屋の恒川《つねかわ》クリニックの恒川洋《ひろし》先生は、落語や漫才を見て大笑いした後、NK細胞がどうなったかを調べ、明らかに活発化していることがわかっています。

遺伝子研究で有名な筑波大学名誉教授の村上和雄《むらかみかずお》先生は、糖尿病の患者さんが漫才で大笑いしたら血糖値が下がったという実験結果を報告しています。

笑いは、治療ではありませんが、免疫力アップ、ひいては自然治癒力アップにプラスになることは間違いないのです。

ただし、無理矢理笑うのはかえってストレスになります。笑いたいときに笑えばいいのです。泣きたいときには泣けばいいのです。泣けばエントロピーを排出することにつながるわけですから。

生活習慣は「食養生」から

大自然に生きている野生動物たちには、医者はいません。病気になったら自分で治さなければ死んでしまいます。だから医者や薬がある人間より、はるかに高い自然治癒力が必要です。

人間は病気になったら医者がいるし、手術や薬で治してもらえます。だから本来持っているはずの自然治癒力を引き出すことができにくくなっているともいえるでしょう。さらにストレス、加齢、生活習慣などによって、野生動物たちに比べて自然治癒力は低くなっています。

自然治癒力が低くなると外敵に対して防御することができません。ですから、加齢は仕方ありませんが、呼吸法でストレスをコントロールしたいものです。生活習慣も呼吸法と無縁ではありません。生活習慣が乱れていると呼吸法のよさが相殺《そうさい》されてしまいます。不規則な生活、運動不足、悪食などは、病気を引き起こすもとになってしまいます。

とくに食養生は大切です。江戸時代の本草学者・貝原益軒《かいばらえきけん》は『養生訓』で、「色欲は絶つことができても飲食は半日も絶てないから、飲食によって体を悪くすることが多い。酒食の度を越したり不規則な時間に飲食をすると胃の気が減る。長期間にわたると元気が衰えて短命になる」と、指摘しています。

私たちは食物によって大地のエネルギーを体内に摂りいれています。今はどんな食物も一年中いつでも手に入りますが、私は食材は本来の旬である時期に食べるのがいちばんだと思っています。

山の幸であれば、春は大地から顔を出した筍《たけのこ》、夏はトマトやキュウリなど、陽射しをたっぷり浴びた夏野菜やスイカなどの果物、収穫の秋は豆や芋や穀類、冬は白菜、大根などの根菜……。

海の幸であれば、春は初鰹《はつがつお》、夏は鰻《うなぎ》、秋はサンマ、冬は寒ブリ……。

旬のものはその時期にいちばん美味《おい》しいものです。美味しいものを食べると人間には笑みがこぼれます。感動があります。ときめきがあります。美味しいものを食べると生命のエネルギーが高まります。

ときめきのある生活

私のモットーは「今食べたいものを少し食べる」です。肉を控えるようにいわれている人が、我慢してストレスになるくらいなら、日を決めてその日だけは食べるということにした方がいいのです。そして、せっかく食べるなら、美味しい肉を少しだけ。「今度の日曜に、高級な黒毛和牛のしゃぶしゃぶを食べる」など、日を決めておけば、その日が待ち遠しいという思いによって、生命のエネルギーが高く保たれます。それこそ自然治癒力を保つことにつながるわけです。

私自身は二ヵ月に一～二回、大好きなカツ丼を食べます。カツ丼の日を待ちこがれることで、生命のエネルギーが高まっているといえるでしょう。ふだんは粗食で、ビールとともに湯豆腐やジャガイモの煮っころがしをよく食べます。

お酒だって節度を保っていれば「百薬の長」で、最高の養生法です。休肝日を作れといわれていますが、毎日飲んでいる人がその日だけ飲まないと、かえって肝臓がびっくりするんじゃないでしょうか。ですから、飲めないストレスを感じるくらいなら、美味しいウイスキーや日本酒を少しだけいただいた方が、ときめきを味わえるでしょう。

ときめくということは心がドキドキすること。恋愛はもちろんですが、美味しいものや憧《あこが》れのお酒に出会えたときでも、ときめくことはあるでしょう。小説を読んだり映画を観て、ときめいたことも経験しているでしょう。

私の青春時代は、まだ物はなく、日本人は貧困から脱出するために必死で働いていました。豊かさという点では、今と比べものにならないくらい貧しかったのですが、ときめきはたくさんありました。電気冷蔵庫や洗濯機、なんといってもテレビの登場は子どもにたくさんのときめきを与えました。テレビは街頭から家庭に入り、一九六四年の東京オリンピックを機にカラーテレビが一気に普及して……。進歩というものが目に見え、生活が豊かになっていくことが実感できた時代だったといえるでしょう。

それに比べると現在はあまりにも物に満たされてしまって、ときめきの要素が少なくなっているかもしれません。

でも、映画、音楽や文学、そして恋愛といった昔も今も変わらぬときめきを与えてくれるものもあれば、〝今度、三ツ星レストランに行こう〟というような今ならではのときめきもあります。みなさん、もっとたくさん、ときめきましょう。

ときめきのある生活は人生に潤《うるお》いを与え、心だけでなく、体にとっても大切です。ときめきは、生命のエネルギーを高めるのです。

5 セロトニンを活性化する

心の安定物質

呼吸法はセロトニンという精神を安定させる脳内物質を活性化させることが、セロトニン研究の第一人者である東邦大学名誉教授で、「セロトニンDojo」代表の有田秀穂《ありたひでほ》さんの研究で明らかにされています。

脳内物質にはドーパミン、ノルアドレナリンなどがあります。これらは意欲を高めたり、集中力を発揮させる働きがありますが、過剰に働くと、ドーパミンだと依存症、ノルアドレナリンの場合はパニック障害などの弊害があります。

セロトニンとはそれをコントロールする物質です。ストレスや不安を抑えたりするのと同時に、過剰な興奮状態を抑制し、心のバランスを平静に保つ働きがあります。自律神経に深く関わっていて、交感神経と副交感神経のバランスを整えてくれるのです。イライラしたり心が不安定な状態のとき、セロトニンが十分分泌されていると、脳の状態が活性化され、すっきりした状態になってくるのです。

「セロトニンを鍛えるには、意識して呼吸のリズムを刻むことが大切」と、有田先生はいいます。呼吸法はまさにセロトニンの分泌を活性化させるのに深い関係があるのです。

以前、呼吸法を行なうことでセロトニンの分泌にどのような変化があるかを調べたことがありました。

体の秩序が保たれている状態を、

1 基本的な生命力が上昇している

2 疲労が取れてくる

3 適度な緊張は保たれている

と仮定し、1については血中のセロトニンの値を測定、2については疲労度を表わすものとして血液中の乳酸とピルビン酸の比を測定、3の緊張を表わすものについては、副腎皮質ホルモンであるアルドステロンを測定しました。

呼吸法を行なった後に、

1 セロトニンの値が上昇する
2 乳酸：ピルビン酸比が下がる
3 アルドステロンの値が上がる

という結果が出れば、呼吸法によって生命場の秩序が高まったという仮説です。

調べた結果、セロトニンの分泌量が増え、他についても呼吸法の効果を確認できました。

呼吸法の種類ではとくに違いは見られませんでしたが、呼吸法を長くやっている人と、やり始めの人では明らかな違いが出ました。つまり初心者より三ヵ月、六ヵ月、一年と長くやっている熟練者の方が効果が上がっているという傾向が見られたのです。やはり継続は力です。

ここまで申し上げてきたように、呼吸法は、

1 自律神経のバランスを整える

2 生命のエネルギーを高める

3 エントロピーを排出する

4 自然治癒力、免疫力をアップする

5 セロトニンを活性化する

という効果があることがわかりました。

では、次章では、正しい呼吸法をマスターする方法を解説していきます。

第2章

正しい呼吸法をマスターする

1 呼吸法とは「吐く」ことなり

〝有事〟には無意識に行なっている

大切なプレゼン、就職試験での面接、入学試験、学芸会やコンサート、恋人への告白、プロポーズ……。誰でも経験するこのような場面の直前に、大きく息を吸って、ゆっくり吐く深呼吸をしていたことがあるでしょう。そして、いざというときにまた大きく吸って、立ち向かっていったのではないでしょうか。

呼吸とは誰もが知っている「酸素を吸って、炭酸ガスを吐き出す行為」。私たちは呼吸することで生きていますが、眠っているときはもちろん、起きているときもそのほとんどは自分の意志とは関係なく、無意識に、自動的に行なっています。

でも、呼吸は自らの意志で意識的に行なうことができます。冒頭のような緊張の場面で無意識に深呼吸した経験から、次に同じような場面に直面したときには、心を落ち着かせようと自ら意識的に深呼吸するときがあるでしょう。

思い出してください。そんな場面では、まず大きく息を吸いますね。次に息を吐くとき、ゆっくりとすべての息を吐き出すようにしていませんでしたか。

実はこれが呼吸法の極意なのです。

お風呂のお湯に浸かるとき、なぜか自然に「はぁー」とため息が出ませんか。仕事が一段落して一服するとき、やはり自然に「はぁー」と大きく息を吐き出すでしょう。

リラックスしようというとき、大きく息を吐き出すものなのです。呼吸法とは、この「吐く」を意識的に行なうことなのです。

なぜ「吸う」より「吐く」を重んじるのでしょうか。

〝戦争〟と〝平和〟

では「吸う」と「吐く」を医学的に考えてみましょう。

私たちの体で大切な神経は中枢神経と末梢《まっしょう》神経とに分かれます。

中枢神経は脳と脊髄《せきずい》からなる、まさに神経の中枢となる部分。

一方、末梢神経は脳と脊髄と全身の各部をつなげる部分です。

その末梢神経のうちで、内臓、血管、心筋などに関係するものを「自律神経」といいます。よく耳にする自律神経失調症というのは、病気でもないのにその自律神経の働きが悪くなって、頭痛、めまい、肩こり、胃のもたれ、下痢などの症状を現す場合をいいます。

自律神経には交感神経と副交感神経の二種類があり、互いに反対の機能を持ちながらバランスを保ち、内臓などが正しく働くように調節しているのです。この自律神経こそが呼吸と深い関係があります。

「吸う」と交感神経が働き、「吐く」と副交感神経が働くのです。

交感神経は内臓の働きを高めたり、興奮させたりします。「息を呑《の》む」という言葉がありますが、びっくりしたとき人間は息を吸います。それは体を緊張させて戦う姿勢を作るためです。副交感神経は働きを低下させ、鎮静させたりします。この相反する二種類の神経の作用によって、内臓の働きを調節し、私たちの心や体のバランスが保たれるわけです。

試験や面接の前に深呼吸をして、ゆっくり息を吐くと、なんとなく肩の力が抜けて落ち着いてくるのは、副交感神経が交感神経の作用を上回って、内臓の各器官が鎮静に向かい、リラックスした状態になってくるからです。

例えば、フィットネスジムなどでとくに女性に人気のエアロビクスは、文字どおり有酸素運動の意味で、運動をすることでしっかりと息を吸って交感神経を働かせて体を戦闘態勢にもっていき、酸素を体に摂りいれ続けることで、心肺機能の強化をはかります。

これに対して、もともとは解脱《げだつ》をはかるというインド古来の宗教的実践法で、現在は健康法として親しまれているヨガも女性に人気です。これは、意識的に呼吸を行ない、吐く息を重んじ、副交感神経を働かせることで心身のリラックスをもたらし、全身の調和をはかるものです。

呼吸は、「吸う」と「吐く」ですから、もちろん、ときにはしっかり吸って交感神経を興奮させることも必要です。

ただ、現代はストレス社会。私たちは身の回りにあるさまざまなストレスによって、常に交感神経が優位になって、ピリピリと緊張した状態、いわば戦闘態勢に入っていて、交感神経と副交感神経のバランスが崩れがちになっています。だから、「吐く」を重視する呼吸法を行なって、副交感神経をしっかり働かせて、平和の状態を保って、自律神経のバランスを回復することが不可欠なのです。

呼吸法と気功

呼吸法の歴史は古く、紀元前、古代中国の人たちが仕事の合間に深呼吸をしたり、伸びをしたりしながら疲れを癒したのが始まりとされ、それが養生法、精神修養法として体系化されていったと考えられています。

中国では体を揺り動かして緊張をほぐすことを「導引《どういん》」、古い息を吐いて新しい息を入れることを「吐納《とのう》」といい、両方を合わせて「導引吐納」と称し、心身のリラックス状態を得て、病気の予防や治療に役立てる養生医学の一つとして三〇〇〇年以上の歴史があります。

中国医学（中医学）は「治療医学」と「養生医学」に大別され、治療医学は文字どおり病気を治療する方法で、漢方薬と鍼灸《しんきゅう》による治療に分けられます。養生医学は、すでに病気になったものを治すのではなく、未病を治す、つまり予防医学です。

その養生医学の一つに「導引吐納」があるのです。ちなみに養生医学は他に食事や食べ物に気をつける「食養生」、性生活をなおざりにしない「性養生」があります。

中国医学では、生命の根源物質として〝気〟というごく微細な粒子があり、〝気〟は宇宙のいたるところに存在し、私たちの体を作っている六〇兆個の細胞一つひとつの中にも存在すると考えます。その〝気〟はある一定量が流れるように循環しているとみなされ、健康な体は適量の〝気〟が円滑に循環しており、過不足が生じて流れに滞りが生じたときを病気と考えます。その〝気〟が通る道が鍼灸でご存知の〝経絡《けいらく》〟です。

「導引吐納」は、呼吸によって新しい〝気〟を体内に摂りいれ、古い〝気〟を体外に排出し、常に新鮮な〝気〟を一定量保持し、体を揺り動かすことによって〝経絡〟を整備して〝気〟が流れやすくすることなのです。

「導引吐納」は長い歴史の間に三〇〇〇種類もの流派が生まれました。どれも「吐く息」を重視した呼吸法です。一九五〇年代、毛沢東《もうたくとう》の時代に劉貴珍《りゅうきちん》という学者によって、それらすべてが「気功」と総称されることになりました。私は長年、気功をやっていますが、太極拳や、調和道丹田《ちょうわどうたんでん》呼吸法のような純粋な呼吸法も気功の一種です。ヨガや坐禅、瞑想《めいそう》なども呼吸法を大切にしていますし、西洋においても、イギリスのスピリチュアル・ヒーリングには呼吸法がカリキュラムに入っています。そのどれもが、「吐く息」に重点を置いているのです。

活性酸素が増えるという誤解

かつて呼吸法は体内の活性酸素を増やし、成人病の原因になるという俗説がありましたので、これについて説明しておきます。

活性酸素とは、酸素が不安定になった状態で、そもそもごく生理的なことなのですが、これが過剰になると体内の細胞にさまざまな障害を与え、成人病や老化を促進させるといわれています。また活性酸素が遺伝子を攻撃して細胞ががんになるのを促進すると考えられてもいます。この活性酸素がやたらに増えては困るので、体内にはSOD（Super Oxide Dismutase＝スーパーオキサイド・ディスムターゼ）という酵素が存在し、活性酸素を中和して、その増加を防いでいます。だから体の調和がとれていれば活性酸素とSODがバランスを保っていますから、健康を害することになりません。

活性酸素が増えるのは体に悪い＝酸素を摂り込む呼吸法は活性酸素が増え

る＝だから呼吸法は体に悪いと、思い違いをされてしまったのです。

実際は、呼吸法によって自律神経のバランスが保てる、ＳＯＤも増加するので、活性酸素が増えてもそれを排除できる体になっていくのです。

上海《シャンハイ》気功研究所が、がんの患者さんを対象に気功を行なった研究では、

- **活性酸素の抑制**
- **遺伝子の修復増加率の向上**
- **ＮＫ細胞（免疫細胞）の活性化**

などの成果が認められています。

2 浅い呼吸、口呼吸は免疫力が低下する

呼吸が浅くなっている現代人

呼吸は酸素を体内に摂りいれるという大切な役目があります。体内に摂り込まれた酸素は血液中のヘモグロビンに吸着されて体中の細胞に運ばれていきます。運ばれてきた酸素と、食物を摂ることによって作られたブドウ糖が、細胞が活動するエネルギーとなります。

ですから、酸素が少ないと細胞の元気もなくなってしまいます。血液も細胞ですから、酸素が少ないと質が低下します。

ところが、これまで長い間、呼吸法を指導してきた私の結論として、現代人の呼吸はとても浅くなっています。口先だけで吸ったり吐いたりしている人がとても多いのです。

その原因としてまず考えられるのがストレスです。ストレスは体を緊張状態にさせ、交感神経を優位にしてしまいます。

本来なら、日が暮れると副交感神経が優位になってくるのですが、ストレスがかかるとそのリレーがうまくできず、いつまでも交感神経が優位なままになってしまうのです。

そういう人の呼吸は浅く、せわしなくなっています。たくさん呼吸しているのに、酸素の摂り込み量が少ないのです。酸素が少ないからエネルギーが不足して、疲れやすくなります。結果、残業などで夜遅くまで仕事をすることで交感神経が緊張したままの状態が続き、体は疲れているのに眠れないということが起きます。人間は副交感神経が優位にならないと眠れないからです。

そういうときこそ呼吸法の出番です。ぬるめのお風呂に入って、ゆっくりと息を吐いて、吐き切ったらゆっくりと吸います。これを繰り返してみましょう。深い呼吸は体内に酸素をたくさん摂りいれます。吐くことによって副交感神経が働いて、体がリラックスしてきます。

人間の一生の呼吸は六億回を超えています。そのうち少しでも意識的に深い呼吸をしている人としてない人では、長い期間で見れば差が出てくるのは当然です。

病気を呼ぶ口呼吸

ふだん無意識にしている呼吸は、鼻で行なっていますね。鼻呼吸は、鼻の粘膜がフィルターとなって大気中のほこりやウイルスの半分以上を吸着し、体を守ります。鼻腔を通すことで、冷たく乾いていたり、逆に暑くて湿っていたりする空気を適度な温湿度にして肺に運んでくれます。

鼻はまさに空気清浄器つきエアコンといっていいでしょう。もちろん酸素も十分摂り込めます。

動物も生まれたての赤ん坊も鼻で息をしています。ところが、人間は成長してくると口で息をすることができるようになります。この口呼吸が問題なのです。

口呼吸では、息を吸ったとき、鼻の粘膜のようにほこりやウイルスを吸着させるフィルターがなく、肺に適度な温湿度の空気を送り込む鼻腔を通りません。

本来は、鼻呼吸でほこりやウイルスを粘膜に吸着させ、鼻腔を通って肺に適度な温湿度の空気を送り込みます。鼻で取りきれなかった汚染物質は次に、気管や気管支の粘膜で捕えます。捕えられた異物は咳やくしゃみで体外に排出します。

そうやってできるかぎりきれいな空気を肺に送り込めるようになっているのですが、口呼吸は鼻のような空気清浄器つきエアコンがありません。鼻呼吸であれば鼻の粘膜に吸着するような物質が気管や気管支まで入り込んでしまうのを阻止するために、喉《のど》にあるリンパ組織＝扁桃腺《へんとうせん》や免疫細胞が働くのですが、口呼吸だと鼻で阻止すべきものも入ってくるので、それらの負担が増えてしまいます。その結果、扁桃腺が腫《は》れて高熱を発したり、花粉症やぜんそくなど、さまざまな病気になるリスクが高まってしまうのです。

あなたの呼吸をチェック

あなたは口で息を吸っていませんか。自覚がなくても、いびきをよくかく人は口呼吸をしている場合が多いです。仰向けで口を開けて寝ていると、上気道が狭くなって、喉の粘膜を振動させてしまいます。これがいびきです。また、口呼吸は、口から雑菌が入りやすく、口臭の原因物質が増殖してきます。また、口を開けていることが多くなるので水分が乾き、唾液が不足してしまいます。さらには表情筋の衰えといった美容にも悪影響が出てくるのです。

以下の項目で五つ以上あてはまった人は要注意です。

- **口が開いていることに気がつくことがある**
- **唇が乾燥しやすく、リップクリームを使うことがよくある**
- **口の中がネバネバしやすい**
- **虫歯ができやすい**

・タバコを吸っている
・歯並びが悪い、出っ歯
・食事をするのが速い
・口内炎ができやすい
・肌荒れしやすい
・鼻がつまりやすい
・いびきがうるさいといわれる

いかがですか。該当者は気をつけて、鼻呼吸を意識してください。

3 「調身」「調息」「調心」

呼吸法は「吐く」を重視し、鼻呼吸ですることを述べてきました。ここからは正しい呼吸法を行なうためのポイントを解説していきましょう。

気功の三要素は「調身」「調息」「調心」です。姿勢を調《ととの》え、呼吸を調え、心を調えるという三つのことを心がけることです。

例えば坐禅は悟りを開くために行ないますが、そのためには呼吸も静かに調ってなければなりません。太極拳のあのゆるやかな動きは、まさに調身の極みです。その動きをするためには雑念を取払い、呼吸と動きがマッチしていなければなりません。このように、「調身」「調息」「調心」はそれぞれ独立したものではなく、密接にかかわり合っています。呼吸法も気功の一種ですから、正しい方法をマスターすることで、効果を高めていきましょう。

「調身」

調身とは姿勢を調えること。正しい姿勢が正しい呼吸につながります。正しい姿勢とは、上半身の力が抜けて、下半身に力がみなぎった姿勢がいいとされています。

具体的には、両足を肩幅に開いて立ち、両膝を緩め、肩の力を抜きます。頭の上に糸がつけられて天からつり下げられているようなイメージの姿です。これを「上虚下実《じょうきょかじつ》」といいます。

このように姿勢を調えると、臓器が本来の場所に収まった安定感を得られるでしょう。座っている場合は、背筋をまっすぐ伸ばして、落ち着いてどっしりと座ります。正しい姿勢をしているときが、体に最も負担がなく、筋肉はいちばんリラックスしています。

「調息」

調息とは文字どおり息を調えること。坐禅でもヨガでも、息を調えることが、心を落ち着かせる最善の方法とされています。まさに呼吸法のことで、ゆっくり口から息を吐き、すべて吐き切ったらその反動で鼻から息を吸います。この繰り返しが調息の基本です。呼吸をすることに対して意識を向けることが大きなポイントです。

お釈迦《しゃか》様が説いた呼吸法として知られる大安般守意経《だいあんぱんしゅいきょう》には「出る息は出る息とよく知りよく覚《さと》り、入る息は入る息とよく知りよく覚れ」という言葉があります。

「調心」

調心とは心を調えること。雑念がなくニュートラルな心の状態。目を完全に閉じてしまうと雑念が入りやすいので、「半眼」という半分目を開いた状態がいいとされています。

中国の詩人・蘇東坡の呼吸法

歴史上で呼吸法の達人と言われる人たちは、いったいどのように行なっていたのでしょうか。代表的な人を挙げてみましょう。

「春宵一刻値千金」で有名な十一世紀の中国（北宋）の詩人・蘇東坡《そとうば》（一〇三六〜一一〇一年）が行なっていたのは、「息の先を見ながら、出入りする息を数え、綿々と力まずに行なう。数百まで数えてゆくと、心は寂然となり、身は兀然《こつぜん》と動かず、虚空の状態に等しくなり、禁制に煩《わずら》わされない心地になる。数千を数え、そのうち数がわからないほど長く続けていると、随という法則が現われてくる。息をともに出し、また入れ、これを止めることなくやるうちに、一息は自ずと止まり、出もしなければ入りもしない。この一息が感じられるようになると、毛竅《もうきょう》八万四千より、雲霧のごとく蒸散して、諸病は除かれてしまう」（『中国気功学』馬済人著・東洋学術出版社）というもので、「調息」を基本にしていたことがわかります。

呼吸法で結核を治した白隠禅師

蘇東坡の呼吸法をもとにして、独自の「内観の法」という呼吸法を編み出したのが、江戸時代、臨済宗の中興の祖といわれた白隠禅師《はくいんぜんじ》（一六八五〜一七六八年）です。白隠さんと呼ばれて親しまれていた白隠禅師は、大変な秀才だったそうで、修行のし過ぎで「心火逆上」という禅病にかかってしまいます。ノイローゼのようなものだったそうです。さらに師匠の看病疲れから結核に冒されてしまいました。その症状は、立ち振る舞いがおびえたようで、精神は疲れ、寝ても覚めても幻覚にさいなまれ、脇の下にはたえず汗をかき、両眼は常に涙ぐんでいるような状態だったそうです。

病気を治すために旅に出た白隠さんが、京都白河の山中で白幽《はくゆう》という仙人に巡り会い、伝授されたというのが「内観の法」です。そのくだりが白隠さんの著作『夜船閑話《やせんかんな》』に書かれています。ただし、白幽の年齢が二四〇歳だったりして、その実在は疑わしいようですが。

「内観の法」とは、

「……両脚をのばし、しっかり踏みそろえる。そして全身の元気を臍下《せいか》の気海丹田にこめ、さらに腰脚から足心にまで充実させる。そのときに次のような観念をすることだ。

一　わがこの気海丹田・腰脚足心こそは、本来の自己である。本来の自己に鼻や口などあろうか。

二　わがこの気海丹田・腰脚足心こそは、自分の故郷である。そこに便りなどあろうわけはない。

三　わがこの気海丹田・腰脚足心こそは、自分の心であり、浄土（如来のいる世界）である。それゆえ自分の心を離れて別に浄土の荘厳などはないのだ。

四　わがこの気海丹田・腰脚足心こそは、自分の体の中にある弥陀（阿弥陀如来）である。わが身が弥陀であるから、自分以外の弥陀が法を説くわけがない。

このような強い自信をもって繰り返し、たえず観想してみられよ。その繰り返し行なう観想によって、全身の元気が知らぬ間に気海丹田、さらには腰脚足心にまで充実してくる。そのとき臍の下が瓢《ひさご》のように円くなり、しかもきりっとひきしまって篠打ちをしない鞠のように硬くなるのだ……」(『医僧白隠の呼吸法』村木弘昌著・柏樹社)

こうして白隠さんは結核を治してしまったと書いているのです。この呼吸法で、多くの修行僧を救ったといわれています。

本来の自己とか浄土だとかを観念することは「調心」ですし、気海丹田・腰脚足心に気を満たしていくのは、「調身」と「調息」がなければできません。

この「内観の法」が、日本の呼吸法のルーツでもあるのです。

日本の三大呼吸法

日本で親しまれている呼吸法としては、私が行なっている調和道丹田呼吸法や、腹式呼吸法、岡田《おかだ》式静坐法などがあります。

調和道丹田呼吸法は、明治末期に真言宗のお坊さんだった藤田霊斎《ふじたれいさい》先生（一八六八～一九五七年）によって創始されました。師であった船岡老師が希代《きたい》の大酒飲みで、そのため弟子の藤田霊斎先生も酒量が増え、体をこわしてしまいました。健康を回復するために白隠さんの『夜船閑話』を読み、修行を重ねて、調和息というものを完成させたのです。そこから「内観の法」をいくつかの息法に分解し、ステップを踏んで学習していくことによって習得できるように工夫したものが、調和道丹田呼吸法です。

腹式呼吸法は東京大学教授、都立駒込病院院長などを歴任された西洋医学の大家、二木謙三《ふたきけんぞう》先生によって提唱されました。二木先生は少年時代とても病弱で、いろいろな健康法を試みた中で、江戸時代の国学者、平田篤胤《ひらたあつたね》の『志都乃石室《しづのいわや》』という書物に巡り会いました。ここに腹式呼吸のことが出ていたそうで、さらにこの書は白隠さんの呼吸法についても触れていました。

岡田式静坐法は、明治時代に岡田虎二郎《とらじろう》先生（一八七二～一九二〇年）によって始められた方法で、ただひたすら静坐するという方法です。静坐のためには呼吸法の習得が義務づけられていたようで、「静坐の本当の姿勢を採るには、呼吸の練習をやらなければならない。又、静坐に魂を入れるのは、呼吸法である。——息を静かに吸うと共に、下腹を引き込め、上腹が脹れるように吸うべし、次に静かに吐くと共に下腹を張り出すべし」（『岡田式静坐の力』橋本五作著・松邑三松堂）と書かれています。

三者三様ではありますが、そのルーツが白隠さんだったことは一致するようです。

4 丹田呼吸

体内の空間

これは道教の始祖の一人とされる荘子《そうし》の著書といわれる『荘子』に出てくる話です。

戦国時代の梁《りょう》という国の王だった恵王に、丁《てい》さんというお付きの料理人がいました。この丁さんが牛肉を解体して食肉を得るときの庖丁さばきが名人芸だという評判を耳にした王は、自分の目の前で解体を見せろと所望。解体のあまりの見事さに驚いたそうです。このとき丁さんはこういったそうです。

「これは技というものではなく、どうも道という方が適しているような気がします。

料理人になりたての頃は、牛一頭の全体をぼんやり見ているだけでした。

もちろん、その頃は庖丁さばきなんていうものではありませんでした。

そのうちに、仕事に少し慣れてきた頃、牛の部分が見えるようになりました。一つひとつの筋肉や、一つひとつの内臓がです。こうなると庖丁さばきは少しは様になってきました。

ところが、毎日毎日心を込めて修業を積んでいくと、いつの頃からか、牛の体の中にある空間が見えるようになってきました。筋肉と筋肉の間とか、内臓の中とか、一見、空間などないようなところに空間を見出せるようになったのです。

この空間は意外にも広いものなんですよ。広い空間に薄い庖丁の刃を入れていくのですから、こんなやさしいことはありません。刃こぼれなんてするわけがありません。この庖丁なんか、もう二〇年くらい使っています」

恵王は「ここに養生の道を見たり！」と感嘆したということで、話は終わります。

ちなみに、庖は料理人という意味なので、庖丁とは料理人の丁さんということ。現在の庖丁の語源になったことはいうまでもありません。

人間の体は隙間だらけ

牛だけではありません。人間の体内だって隙間《すきま》だらけなのです。

肋膜と肺の間、肺と心臓の間、横隔膜と肝臓の間、肝臓と胃袋の間……。

体内には大小さまざまな臓器がびっしりと詰まっているように思われているようですが、実に多くの隙間があるのです。これらの隙間に手を入れ、臓器をしっかり把持することによって、手術が可能になるのです。ところが、外科医として多くの手術を手がけてきた私は、その隙間という意識がありませんでした。確かに隙間はあるのですが、そこには何もないわけですから無視してきたのです。開腹すれば空気が流れ込みますが、もともと空気もありません。空気があればレントゲン撮影でわかるのですが、何も写りません。だから西洋医学では無視されてきました。でもその隙間＝空間に昔から重視してきたのが中国医学です。

「生命場」とは何か

では体の中の隙間＝空間にはいったい何があるのでしょうか。

実は脳の神経細胞はしっかりつながっていて刺激を伝達していくのかと思っていたら、神経細胞と神経細胞の間には空間があって、その空間に〝電場〟の変化のようなものが起こるのだそうです。〝電場〟の〝場〟とは、限られた空間に連続して分布する物理的な量のことをいいます。例えば今、部屋の中にいるとしたら、部屋には電灯が点《つ》いていて電気の働きがあるので、〝電場〟が存在するということになります。携帯電話があれば電磁波が流れているわけなので〝磁場〟があるというわけです。

だとするなら、体内の隙間＝空間は、臓器や組織や細胞同士が情報交換をする交流の〝場〟ではないか、その情報伝達の担い手が中国医学でいう〝気〟ではないか。残念ながら、現代科学ではその存在を解き明かしてくれませんが、中国医学では体内にある隙間＝空間には〝気〟があると考え、私はこの空間を「生命場」と呼んでいます。

人体は無数の細胞が臓器などの集団を作り、「生命場」という空間の中に浮かんでいるような状態です。

「生命場」の状態は日々刻々変化します。気分がいいとき、具合が悪いとき、そうした場の情報が〝気〟を通して伝達され、喜びや痛みとなって表に出てきます。人の心は、その人自身の「生命場」の様子が脳細胞を通して外部に表現されたもの、また、病気はこうした〝場〟のエネルギーの乱れによるものと考えています。

当然ながら「生命場」はストレスと密接な関係があり、過度のストレスは「生命場」を乱し、自然治癒力が機能しなくなって、自律神経失調症や胃潰瘍などさまざまな病気につながる場合があります。呼吸法はこうした「生命場」の乱れを正す働きがあります。呼吸法によって、体内の「生命場」と外（宇宙）の空間が交流し、生命のエネルギーが心を安定させ、ストレスをコントロールし、共存できるようになるのです。

また〝場〟は体内だけでなく、あらゆるものとつながっています。職場、家庭など外の場とつながっているのです。「ここにいると気分がよくなる」という場所は〝場〟のエネルギーが高いと考えられます。麻雀で半チャンごとに場替えするのも、それぞれの〝場〟に溜まったエネルギーを平等に受けようということなのかもしれませんね。

「生命場」に蓄えられた生命のエネルギーは周囲の環境＝場によっても大きく影響され、また影響を与えています。一緒にいて温かい気持ちになれる人は、よりよい「生命場」を持っている人です。そこにいると気持ちが安らぐ場所が、よりよい環境です。だから気分転換に旅行をしたり、よりよい職場を求めて転職することがあるのです。

生命場がある場所＝丹田

では「生命場」はいったいどこにあるのでしょうか。昔の中国人は、生命の源が宿る場所として「丹田」という考え方を生み出しました。意味は「丹薬を栽培する田畑」。「丹薬」とは不老不死の薬のことなので、この場所が生命の源が宿る最も大切な場所なのです。それは人体に三ヶ所あると考えられています。

坐禅した姿を想像してください。私たちの体は、まず横隔膜を天井とし、骨盤が床、前と左右が腹筋で、後ろが背骨によって形作られている四角い箱のようなものが土台になっています。その上に、鐘の形をした胸腔という空間、さらにその上に頭蓋内腔という空間が載っています。この三つの入れ物は一応は仕切られていて独立の空間となっていますが、仕切りを通してそれぞれの空間の圧力は互いに伝えられるようになっています。頭蓋内腔と胸腔の間は、頸動脈と頸静脈の血液と、脊髄液を通して、圧が伝えられます。胸腔と土台の四角い箱の間は横隔膜によって圧が伝えられます。

この三つの空間にはそれぞれ「生命場」があり、頭蓋内腔にあるものを「上丹田」、胸腔のあたりにあるものを「中丹田」、土台の四角い箱のおへその一〇センチくらい下にあるものを「下丹田」と呼び、「気海丹田」や単純に

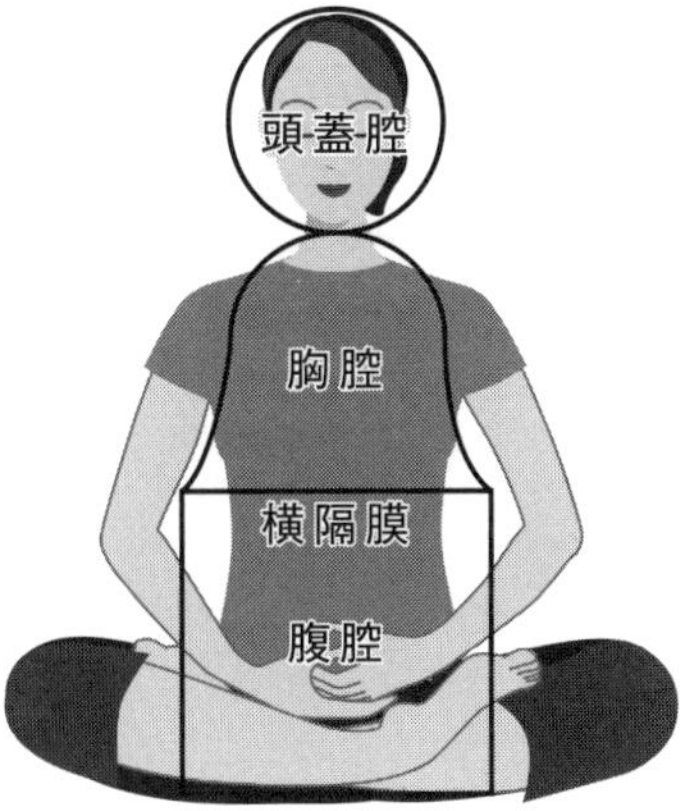

「丹田」という場合は「下丹田」のことを指します。丹田とは実際に見たり触ったりすることのできない「空間」の概念で、おへその一〇センチくらい下にあるといってもそこには何も存在しません。「上丹田」は三つの丹田の司令塔となる知の中心で、集中力に関わるとされ、「中丹田」は、喜怒哀楽など感情をコントロールする場所、そして「下丹田」＝丹田は、呼吸をする上での重要なエネルギー源、心身のバランスをとるポイントとなる場所です。

　丹田は経穴《けいけつ》（ツボ）の一つと思われがちですが、そうではなく「空間」の概念で、道教で伝えられる「内経図《だいけいず》」（坐禅している人の胴体の内部を図で表わしたもの）では、丹田の部分には牛に車を引かせて田んぼを耕している様子が描かれています。丹田とは〝いのちを耕す田んぼ〟と認識されてきたのです。

外科医として直腸がんの手術でいつも丹田のあたりを開腹して見ていましたが、あるのは空間だけです。でも、この空間こそが、生命のエネルギーが湧《わ》き出る源泉＝生命場だと考えています。

丹田呼吸と腹式呼吸

呼吸法は「吐く息」を重視すると申し上げてきましたが、しっかり行なうためには横隔膜や腹筋を大いに動かす腹式呼吸でなくてはなりません。呼吸法で横隔膜や腹筋を意識的に動かすことによって、膨らんだり凹《へこ》んだり、お腹の容積がリズミカルに変動しますね。そうすれば当然、中の圧力もリズミカルに変動します。この圧の変動は横隔膜によって胸にも伝わり、さらに血流によって頭にも伝わります。ということは、呼吸法によって、内臓全体に圧のリズミカルな変動が伝えられ、あたかも体がマッサージを受けているような状態になります。

ここまでは腹式呼吸です。もちろん、血液の流れもよくなり、内臓の健康にもいいことはいうまでもありません。

呼吸法は「生命場」のエネルギーを高めることにありますから、ただ横隔膜と腹筋を動かしているだけでは内臓のマッサージになってしまいます。

生命場とされる下腹部の丹田をしっかり意識して呼吸することが大切です。ここが違うのです。丹田を意識して横隔膜を大きく動かすことによって、内臓だけでなく体の中にある空間、生命場に湧き出る生命のエネルギーを高めていくのです。

腹式呼吸は横隔膜と腹筋を意識的に大きく動かして行なう呼吸で、内臓をマッサージする効果があります。丹田呼吸は、腹式呼吸のように内臓をマッサージする効果も得られますが、下腹部の丹田を意識して行なうことで生命場のエネルギーを高めていく呼吸法なのです。

実は丹田を意識した呼吸法（丹田呼吸法）では、「逆式の腹式呼吸」を行ないます。ふつうの腹式呼吸は、息を吸うときにお腹を膨らませ、吐くときに凹ませますが、丹田呼吸法では息を吸うときにお腹を凹ませ、吐くときに膨らませます。初めは通常の腹式呼吸でもかまいませんので、慣れてきたら逆式にトライしてみてください。逆式の方が、効果が高まります。

第3章

医者の私が治療に呼吸法を取り入れた理由

私の一日

「朝の気功（呼吸法）、昼の仕事に、夜の酒」

健康の秘訣《ひけつ》は？ と聞かれたら、こう即答します。

私の一日は毎朝二時半の起床から始まります。真夜中じゃないかと驚かれるかもしれませんが、その時刻に起きて、原稿を書くなど仕事をして、朝七時半に私の病院にある道場に行って、気功や太極拳などその日のカリキュラムに参加します。昼間はもちろん病院で診察したり、各地で講演をするなど仕事をしています。そして夕方六時半くらいになると念願のビール。仕事をしているからこそ、終わって飲むビールがうまいのです。大ビン一本、そのあとにウイスキーのオンザロックを二杯。それが平日のパターンです。診察のない日曜などは昼間からビールを飲むこともあります。

お酒は百薬の長と言われるとおり、節度を守っていれば気分もよくなり体にもいい養生法だと思っています。だからお酒は毎日飲んでいます。そして健康です。休肝日を作れとか、量はこのくらいとか、よく言われていますが、あまり根拠はないと思います。ダメダメと我慢する方がよほど体に悪いでしょう。外で飲むときは酒量は増えますが、だいたい夜九時には帰宅し、十時には床に入るようにしています。

こんな私が、どうして呼吸法を治療に取り入れようと考えたのかをお話しします。

呼吸法との出会い

私が呼吸法を知ったのは、外科医になって間もない頃の一九六五年、勤務する東大分院に通う途中に「八光流柔術」という看板を見て、習い始めたときから始まります。大学時代に空手部だったので、武術は身近だったのかもしれません。

「八光流柔術」とは、経絡（中国医学でいう〝気〟の通り道）や経穴（ツボ）を瞬間的に刺激して、相手を倒す武術です。倒される方は経絡や経穴を刺激されるので、倒されれば倒されるほど健康になっていくのです。倒された方が健康になる？　それが不思議で興味を持ちました。

経絡と経穴を学んでいくうちに、八光流柔術が呼吸法と深く関係していることがわかってきました。体の力を抜いて相手の経絡や経穴に手をかけた瞬間、一気に技をかけるのですが、どの技でも固有の間合い＝呼吸があることに気がついたのです。武道はなんでもそうですが、間合い、つまり呼吸がとても重要です。呼吸法を身につけることが技のマスターにつながるということで、ますます興味が湧き、丹田呼吸法の調和道協会に入り、呼吸法を本格的に勉強することにしました。

当時の会長は二代目で医師であり歯科医でもある村木弘昌先生。村木先生は、東大医学部で八年にわたって解剖学を研究し、臍下《せいか》の丹田を意識した呼吸をすることで、横隔膜の下にある腹腔の圧の変動がリズミカルになり、内臓の血流がよくなることを見つけるなど、伝統的な呼吸法に現代医学の光を当てました。

後に私が調和道協会の三代目の会長になるなんて、思ってもいませんでした。

がん手術に明け暮れる生活

東大医学部で学んだ私は一九六二年に東大の分院外科(現在の第三外科)の医局員になりました。入局一年目は病棟に配置されて新人教育。朝から晩まで先輩にしごかれました。

忙しく、夜中に叩き起こされることもありましたが、西洋医学の未来、可能性を信じ、周囲からも温かい期待の眼差しで見られて、充実した日々を送っていました。

二年目は研修のために市中病院に出張。市中病院では大学病院では経験できない現場の医療というものを教えられました。三年目に医局に戻って、食道がんの研究をしました。

学位を取得し、二年間医局長を務めた後、静岡県の共立蒲原《かんばら》総合病院を経て、都立駒込病院の外科医長に就任しました。東京都のがんセンターとして新しく発足し、当時としては東洋一を誇る病院で、外科の医師だけでも二十数名という、大学病院にも劣らない高度先端医療施設でした。

私は食道がんのグループに入り、手術に明け暮れる毎日を過ごしていました。その頃は食道がんの手術はそれほど大手術のうちには入らず、術後の合併症も少なくなっていましたが、それでも術後の管理は容易ではなく、手術の後は必ず集中治療室に泊まり込んだものです。

私が都立駒込病院に在任したのは一九七五〜一九八二年の約七年間でしたが、中心静脈栄養法、超音波検査、CT、集中治療室、新しい人工呼吸器、コンピュータによる放射線治療、効果の高い新しい抗がん剤など、この時期はがん治療が急速に進歩した時期でもありました。

いつの頃からか、私の心に翳《かげ》りが生じてきました。手術の成功率は上がっているのに、再発する人がいっこうに減らないのです。がんも大きくなく、再発はないだろうと思われる人が、三ヵ月くらいで頸《くび》のリンパ腺が腫れてきたり、肝臓に転移が見つかったりする。そういった再発例をしばしば経験しました。どうしてなんだろうと、世界でも最も権威のあるアメリカの医学雑誌のデータを調べてみると、がん手術の五年生存率はほとんど向上してなかったのです。

医療技術は日進月歩しているのに、どうしてそれが反映されてないのだろう、もしかしたら西洋医学の限界なのではないか、と思うようになってきました。

西洋医学も中国医学ももとは同じ

西洋医学が人類の平均寿命の延長に、感染症をはじめとする、さまざまな臓器の疾患克服に貢献したことはいうまでもありません。また、体の空間にある生命場に着目し、場の乱れを回復させることによって病気を克服しようとするのが中国医学ということになります。

とはいえ、最初はどちらも病気は悪魔の仕業、治療は悪魔祓《ばら》いということになります。

そのうちに病気を悪魔と切り離し、経験の積み重ねによって人体を客観的に見ようとするようになりました。経験医学の始まりです。紀元前四〇〇年頃、西洋も東洋もほぼ同じ頃というのも不思議ですね。

西洋の名医はヒポクラテス、東洋は扁鵲《へんじゃく》です。

ヒポクラテスは生命の根元のエネルギーのようなものとして、〝プネウマ（精気）〟というものを想定しました。人間の体内にある、血液、粘液、黒胆汁、黄胆汁という四つの体液が、宇宙に満ちているプネウマの働きによって、適当な量として調和を保って流れている状態を健康と考えました。ですから、病気はその量や流れに問題があることと考えたのです。

扁鵲は、生命の根元の物質として〝気〟というものを想定しました。〝気〟の働きで、体内には、〝気〟〝血〟〝水〟という三つの体液が流れていると考え、この〝気〟〝血〟〝水〟の量や流れの乱れを病気と考えました。

なんという偶然。プネウマも気も、人間の体内だけでなく、宇宙に存在するという考えまで同じだったのです。

病気の予防や治療の基本も、ヒポクラテスは新鮮な空気、消化のよい食事、ゆったりとした休息。扁鵲は、大自然との調和をはかり、夏は夏らしく、冬は冬らしく生活することを重視しました。どちらも全体をぼんやり見ていたので、治療も、汗をかかせたり、深呼吸させたり、排便させたり、消化のいいものを食べさせたりしていたのです。

西洋医学は解剖学へ、中国医学は空間の研究へ

それから五〇〇年くらい経つと、西洋医学は部分を見る医学に変わっていきます。ローマ時代の名医の誉れ高いガレノスによって解剖学が始まったのです。人体を切り開いて、一つひとつの臓器を見る解剖学は、それゆえ、さらなる観察の手段として、顕微鏡、レントゲン、血液分析装置などが発明されるようになり、科学としての西洋医学が確立されていったのです。

一方、中国では戦国時代に完成された〝陰陽五行学説〟によって、それま

での経験医学を体系づけようという動きになりました。

陰陽学説は、太陽と月、昼と夜、男と女など、世の中のすべてのものを対立する陰陽という二つの因子に分け、その関係で説明しようとする学説です。五行学説とは、世の中のすべてのものは木、火、土、金、水の五元素からなるとし、その関係で説明しようとする学説です。

どちらも物事の関係を見ようとするもので、関係という物と物との間の空間に注目しています。

五行学説の基本的関係として、相手を生かそうとする相生と、相手を抑えようとする相克という二つがあります。木→火→土→金→水→木が相生の関係で、木は火を生かし、火は土を生かすということです。相克の関係は、木→土→水→火→金→木で、木は土が働き過ぎないように抑制するということです。

これを体にあてはめると木＝肝臓、火＝心臓、土＝脾臓、金＝肺臓、水＝腎臓となり、中国医学では、心臓の悪い患者さんを診るとき、肝臓も悪いのではないか、腎臓が心臓の動きを抑え過ぎていないかと考え、ほかの臓器も診ていきます。

こうして中国医学は、全体をぼんやり見る医学から、部分ではなく、関係、空間を見る医学に進んでいったのです。

木を見る西洋医学、森を見る中国医学

では西洋医学とは何か。西洋医学は、臓器から組織へ、組織から細胞へ、細胞から遺伝子へというように、人体を細かく分析し、生命の謎を解いてきました。森の健康状態を診るのに、森を構成している木を一本一本詳しく診ていきます。最先端の技術を駆使して木の状態を調べていくのです。これこそが西洋医学の真骨頂。木を詳しく診ることについては、西洋医学を凌《しの》ぐものはありません。

しかし、この方法では、各臓器の間の空間の目に見えない関係を解いていくことはできません。

森は木だけでできているわけではありません。虫もいれば鳥もいる、苔《こけ》も生えている。そのようなものが全体で森という空間を作っているのです。だから森の健康状態を正しく診るためには、木を一本一本詳しく診ていくとともに、森全体の空間を診ていかなければならないのではないか。西洋医学はこの全体の空間を診るということをしていないのです。西洋医学の限界を感じました。

私は調和道協会で丹田呼吸法を学んでいくうちに、白隠禅師の『夜船閑話』と出会い、呼吸法は宇宙を包み込む虚空《こくう》と一体になるという教えに触れるうちに、呼吸法は健康法にとどまらず養生法であると思うようになってきました。

そして、西洋医学と東洋医学を併せて行なうことが、がん治療の向上に役立つと確認するに至りました。

そして中国医学を視察する旅に出たのです。

今だから小沢一郎と政治の話をしよう

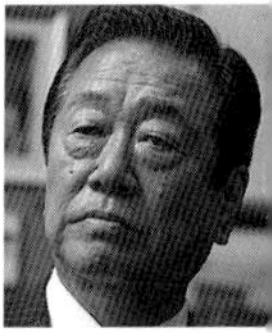

慶応義塾大学教授 堀 茂樹

安倍政権の"危険な思想"を糾《ただ》す！

民主主義とは、憲法とは、安全保障とは、国家とは、そして政治とは何か。仏文学者が政治家・小沢一郎に斬り込んだ

■四六判ハードカバー／本体１７００円＋税

978-4-396-61510-9

決定版

体が蘇《よみがえ》る3分間呼吸法

ストレス、不眠、肩こり、便秘、うつ、肥満、腰痛、花粉症、くすみ肌、更年期障害……

身近な悩み36症状に効く！

帯津三敬病院名誉院長 帯津《おびつ》良一

■四六判ソフトカバー ■本体１３００円＋税

978-4-396-61542-0

本物の知性を磨く

社会人のリベラルアーツ

すべてのビジネスパーソン必読！

リベラルアーツ研究家 麻生川《あそがわ》静男

●英語よりもギリシャ語、ラテン語を ●科学・技術史から世界が見える ●「手触りある歴史観」を持つ ●キリスト教では分からない欧米の文化

「文化のコア」を知り日本と世界を理解する！

仕事に効く「大人の教養」

■四六判ソフトカバー／本体１８５０円＋税

978-4-396-61540-6

祥伝社 〒101-8701 東京都千代田区神田神保町3-3
TEL 03-3265-2081 FAX 03-3265-9786 http://www.shodensha.co.jp
表示本体価格は、2015年9月18日現在のものです。

祥伝社　ノンフィクション　9月の最新刊

戦後70年
特別企画

四六判ソフトカバー
本体1300円+税

戦争と革命と暴力

平和なき時代の世界地図

佐藤 優 × 宮崎 学

歴史を知り、これからの世界情勢を読む

■中東から世界へ、核兵器の時代が到来する
■「イスラム国」の世界革命宣言は「革マル vs 中核」に通じる
■日本が最も「革命」に接近した日があった
■徒花のように咲いて散った学生運動
■アベノミクスは国ぐるみの「地上げ」だ
■日本は戦争をするのか

本書は、戦後70年を総括する
重要な作品であると同時に、
近未来に起きるであろう
動乱に備えた「頭の体操」でもある。
そして宮崎学氏と私の
友情の産物である。
（佐藤 優）

978-4-396-61537-6

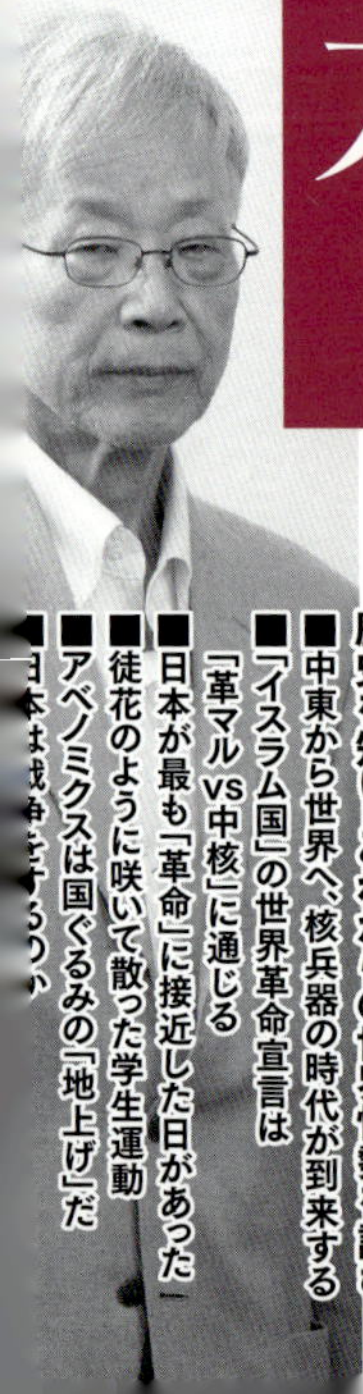

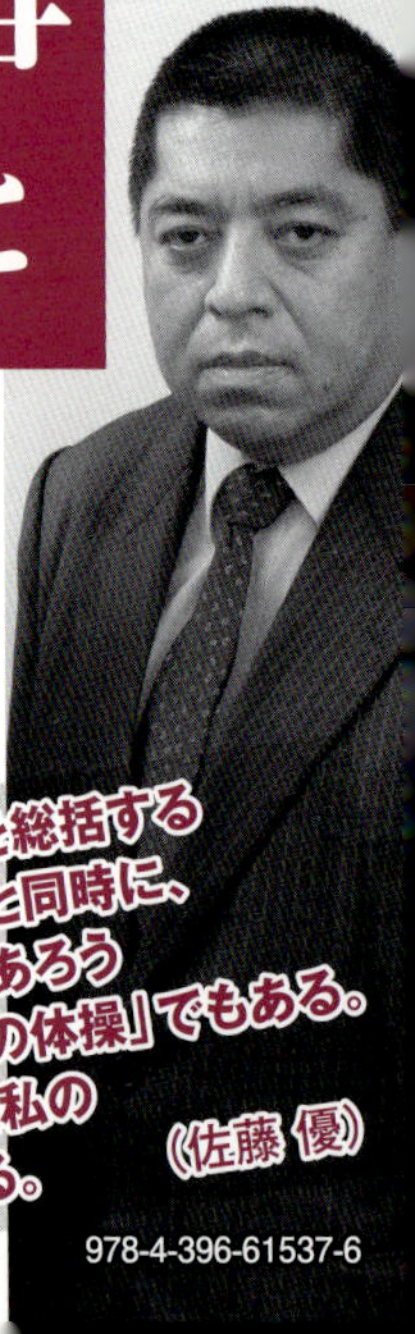

中国で受けた衝撃

一九八〇年九月、中国の病院の手術室に初めて入りました。北京郊外の肺がん研究所の病院です。

手術はすでに始まっており、私が入ると外科医や麻酔医、看護師たちがマスク越しに挨拶《あいさつ》してくれました。そのときなんと、手術中の患者さんまでが目で挨拶をしてくれたのです。

患者さんは右横向きになり、左の胸は大きく切り開かれて、肺の半分を切除する手術が進められています。患者さんの口には人差し指くらいの太さのチューブが気管に挿入されていて、その先は麻酔器に接続されています。ただしこれは麻酔をかけるためでなく、胸を開くことによって、気圧のために肺が萎《しぼ》んでしまい呼吸量が減るのを防ぐために、酸素だけを肺に送り込んでいたのです。

患者さんの左の前腕の、三陽絡《さんようらく》というツボと合谷《ごうこく》というツボに鍼《はり》が刺さっていました。鍼麻酔です。麻酔はこの鍼二本だけでした。

患者さんは自分の胸が切り開かれているのをまったく知らないかのように、手術室のあちこちを見ています。なんとも不思議な光景でした。西洋医学の常識では考えられません。

痛みを感じるのか、患者さんはときどき顔をしかめることがありますが、麻酔医はその表情を見逃さず、二本の鍼の頭のところを叩いて振動を与えます。すると表情が弛《ゆる》んでいきます。

鍼麻酔に驚いているうちに、手術は終了しました。

鍼麻酔予定者は気功が義務

その後、所長の辛育令《しんいくれい》教授の説明を受けました。辛教授は肺がん手術の権威として有名なだけでなく、中国医学（中医学）にも造詣《ぞうけい》が深く、鍼麻酔の推進者でもありました。

鍼麻酔は誰にでも効くとは限らず、中にはまったく効かない人や、途中で効果がなくなり西洋医学の麻酔に変更を余儀なくされる人もいるそうです。

このような人は決して多くないそうですが、鍼麻酔の予定者は、手術前の二～三週間は気功の指導を受けることを義務づけられているといいます。

気功？　いったい何ですか、それ？　と思わず問い返しました。一九八〇年当時、私は八光流柔術と調和道丹田呼吸法をやっていましたが、あくまでも柔術であり、技をマスターするための呼吸法だったわけで、気功と結びつけて考えたことはありませんでした。というより、気功のことはほとんど知りませんでした。

辛教授は、気功とは中国に古くから伝わる養生法の一つで、呼吸法のようなものですと説明してくれました。この呼吸法を毎日練習すると、心身がリラックスして、内臓の調和が取れ、〝気〟の流れがよくなり、鍼麻酔が効きやすくなるとのことでした。

気功は術前だけでなく、術後の再発を防ぐ目的にも取り入れているといいました。

そして衝撃的な肺がん患者のレントゲン写真を見せてくれたのです。

「大きさは八センチくらいでしょうか。切除の目的で手術をしましたが、気管支や大動脈までがんが進行していたので、なにもしないで胸を閉じました」

このような状態のとき、日本では抗がん剤や放射線治療ということになりますが、当時の中国はまだそれらは日常化していませんでした。そこで、なにもしなければ余命は二ヵ月くらいだからと、効かなくてもともと気功を始めたのだそうです。そして次の写真。

「これが二年後の写真です。がんは消えていませんが大きくなっていません。今もこの患者さんは毎日、気功に精を出しています」

二ヵ月の余命が二年。抗がん剤や放射線治療では二ヵ月は上回るかもしれませんが、二年はとても無理です。

私はその写真を凝視しながら、気功をがん治療に取り入れようと決意しました。そして案内されて、中庭で円陣を組んで練功に励む患者さんたちを目の当たりにして、なんと、これは呼吸法じゃないか。そう思ったことをよく憶《おぼ》えています。

西洋医学と中国医学の統合をめざして

それから二年後の一九八二年、都立駒込病院を退職し、西洋医学と中国医学を統合した病院を開設し、その中に気功のための道場を作ったのです。

現在は西洋医学、中国医学にとどまらず、ホリスティック医学によるがん治療が病院の柱となっています。ホリスティック医学とは、人体を部分の集合として見るのではなく、全体を見ようという考え方です。

もちろん、普通の病院にあるような現代医学的なものは揃《そろ》っています。ただ、ほかの病院と比べて違うところは、中医学の治療を行なっていることです。それと、患者さんの範囲が全国的で、がんの患者さんの比率が高いことでしょう。

現在、病院で行なっている中医学の治療は、①漢方薬、②鍼灸、③食養生、そして④気功です。

病院に作った道場では、月曜から土曜まで、朝七時三〇分から夕方六時までの間に、一日四～五カリキュラムの気功を行なっています。種類としては、太極拳、外丹功《がいたんこう》、智能功《ちのうこう》、宮廷二十一式呼吸法、郭林《かくりん》新気功、そして私が編み出した新呼吸法「時空」などがあり、患者さんは自分の好きな気功に参加しています。

呼吸法は治療に効果がある

こんな例がありました。

六年前の胃がん、膀胱《ぼうこう》がんに続いて、三度目のがんの発病で入院してきた患者さんがいました。十二指腸のそばのリンパ腺ががん化しているのでしょう。こぶし大まで腫れ上がっていました。手術するには大きさや転移の具合で限界を超えていました。しかし、こぶし大まで腫れ上がったリンパ腺は十二指腸を圧迫し、食べたものが通らなくなり、食事をしても戻してしまいます。食事で栄養を摂ることができないので、点滴で直接栄養を送り、さらにビタミンCの大量投与、丸山ワクチンの使用という治療に加えて、太極拳と調和道丹田呼吸法を行なうように指導しました。

入院したその日から、点滴の器具を付けたままで始めました。手術不可能な大きながんをかかえているわけですから必死です。

数週間後、なんとなくお腹の腫れ具合がよくなった気がするというのでレントゲンを撮ってみると、なんと、がんが小さくなっていたのです。さらに数週間続けました。そしてとうとう、がんが消える日がやってきたのです。

なぜ、がんが消えたのでしょうか。太極拳と調和道丹田呼吸法が消したというつもりはありません。でも、外科医としての経験から、ビタミンCと丸山ワクチンだけでこぶし大のがんが消えてしまうことは、ほとんど考えられません。それらがすべて合わさったことで、がんが消えたのでしょう。

一九八二年に病院を開設し、ホリスティック医学にもとづいてがん治療を行なう中で、このようにがんが消えてしまった例はきわめて稀《まれ》なケースです。多くの場合は、がんがそれ以上大きくなることはなく、そのままがんと共生していけるようになったり、余命があと一年といわれた患者さんが三年以上も生き延びたり、再発率が高いと思われた患者さんが、再発しないで済んだというケースがほとんどです。

手応え十分ながらあと一歩ということもありましたし、まったく歯が立たなかったこともありました。ただ、これまでの多くの臨床体験を通して確かにいえることは、太極拳と調和道丹田呼吸法などの呼吸法を取り入れることは、明らかにがんの治療に効果があるということです。

治療だけではありません。呼吸法を続けていると患者さんの生きることの質が間違いなく向上してくることがわかります。リラクゼーションをもたらし、心は平穏になり、生命場のエネルギーが高まり、怖れから解放され、表情が変わります。よりよく生きることを体現していきます。

道場で呼吸法を続けている患者さんを長い間見てきて、よりよく生きるということがいかに大切かを、教えてもらいました。

では次章では、さまざまな症状、病気に効果がある呼吸法を紹介していきます。ほとんどが三分間ほどでできるので、ぜひ実践してみてください。

第4章

心と体の悩みを解消する
症状別3分間呼吸法

ストレスをやわらげる

ストレスは交感神経を刺激し、体を緊張させ固まった状態にしてしまいます。とはいえ、社会生活を送っている限り、ある程度のストレスは仕方ありません。要は、ストレスをやわらげ、コントロールし、共存できるようになればいいのです。

ちょっとストレスを感じたなあというときにおすすめする呼吸法があります。

三分くらいでできるので、出勤前や昼休み、家事の合間に実践してみてください。体の緊張と弛緩を交互に行ないながら、心身の緊張を弛めるための、リラクゼーション効果のある呼吸法の一つです。

リラックス功

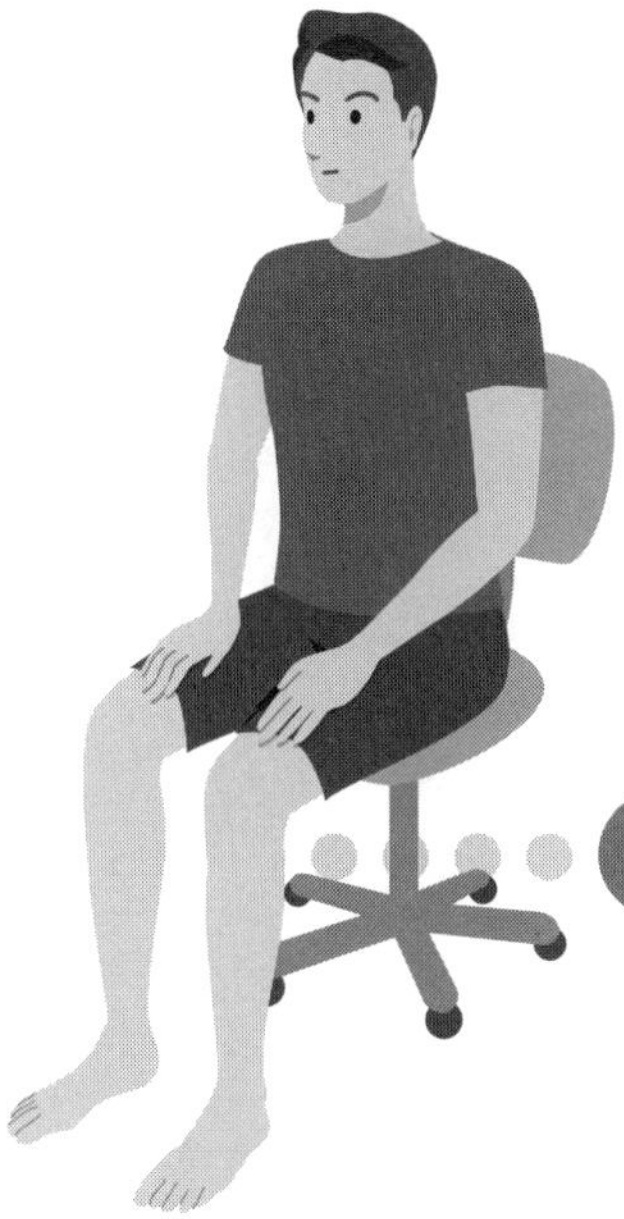

1

深い呼吸を2〜3回行なう

椅子に座って、または仰向けに寝た状態で、吐く息を意識しながら深い呼吸を2～3回行なってください。そのとき、丹田からすべての息を出し切るつもりで吐き、その反動で息を吸うようにしてください。

2

両手の拳を強く握り、弛める

次に息を吸うときに両手の拳を強く握ってください。そして息を吐きながらゆっくり弛めます。

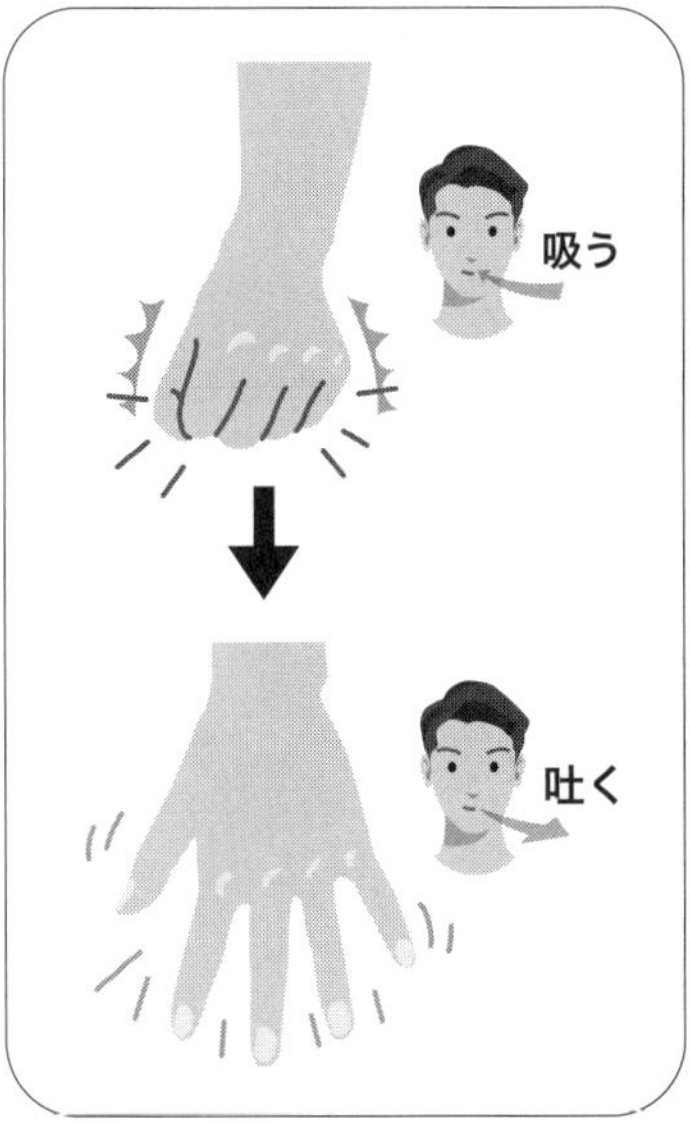

ストレスをやわらげる

リラックス功

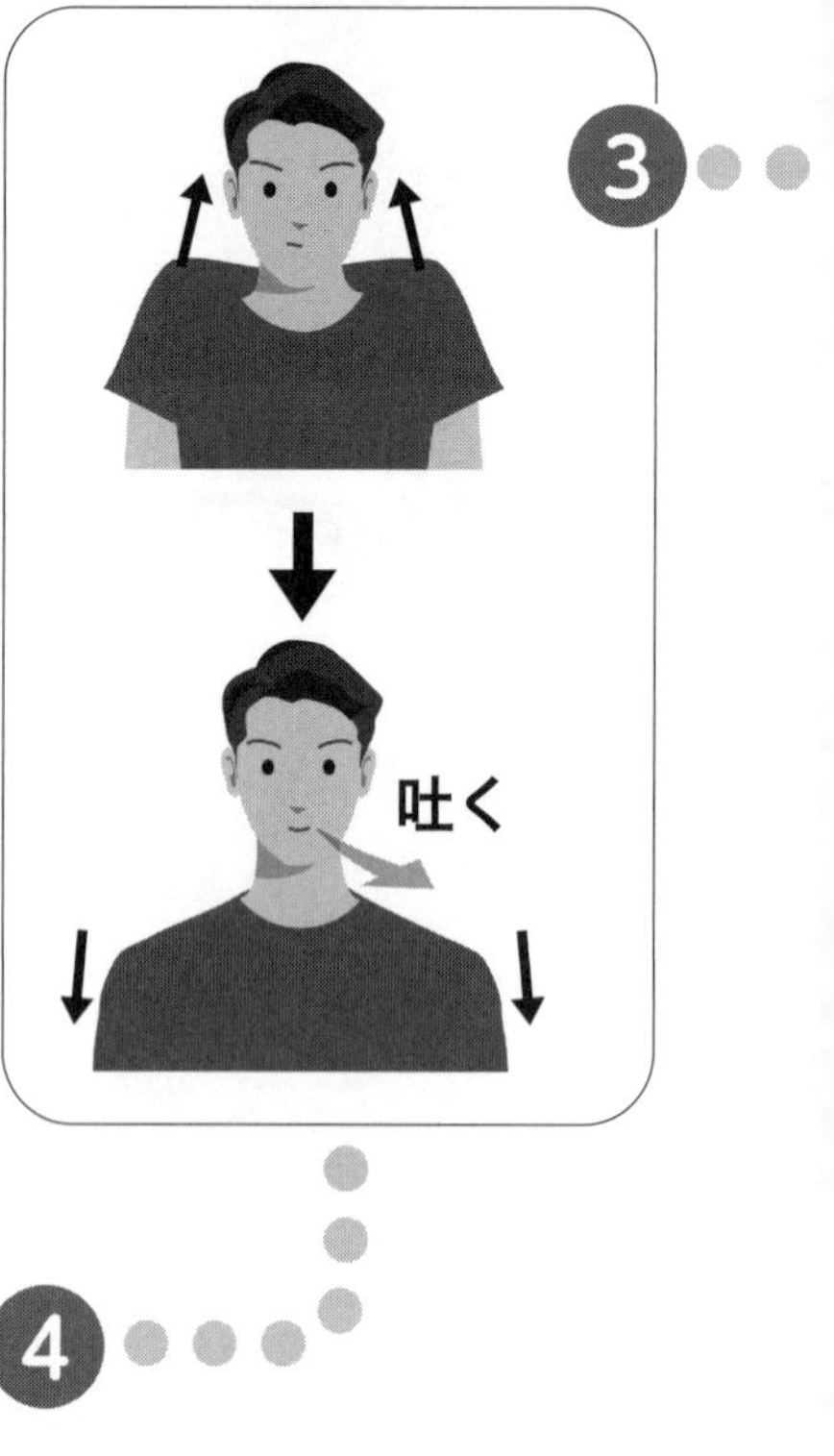

両肩を持ち上げ、下げる

今度は息を吸いながら、両肩を耳に着けるくらいのイメージで持ち上げ、肩と首を思い切り緊張させた後、息を吐きながら下げます。

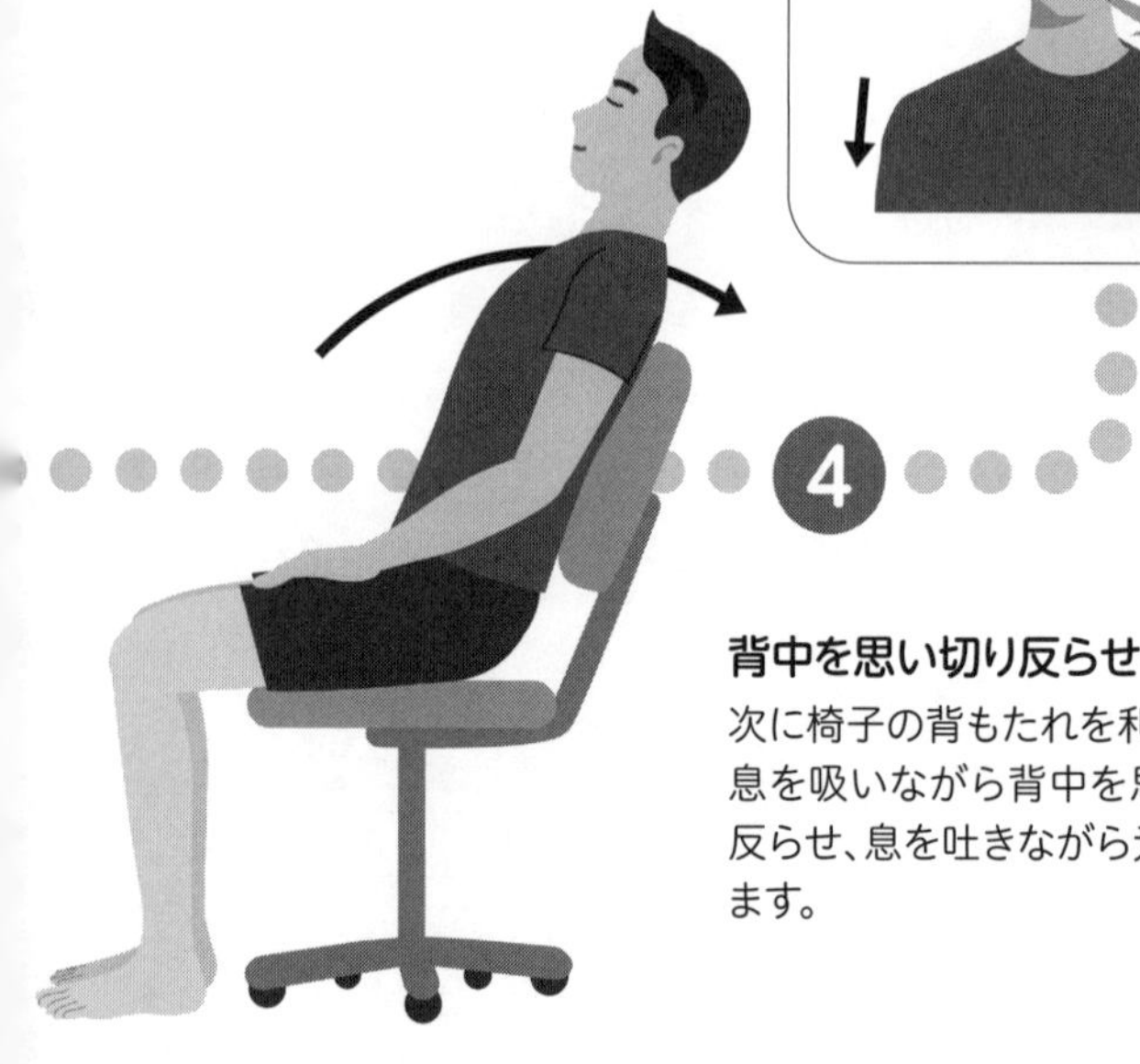

背中を思い切り反らせる

次に椅子の背もたれを利用して、息を吸いながら背中を思い切り反らせ、息を吐きながら元に戻します。

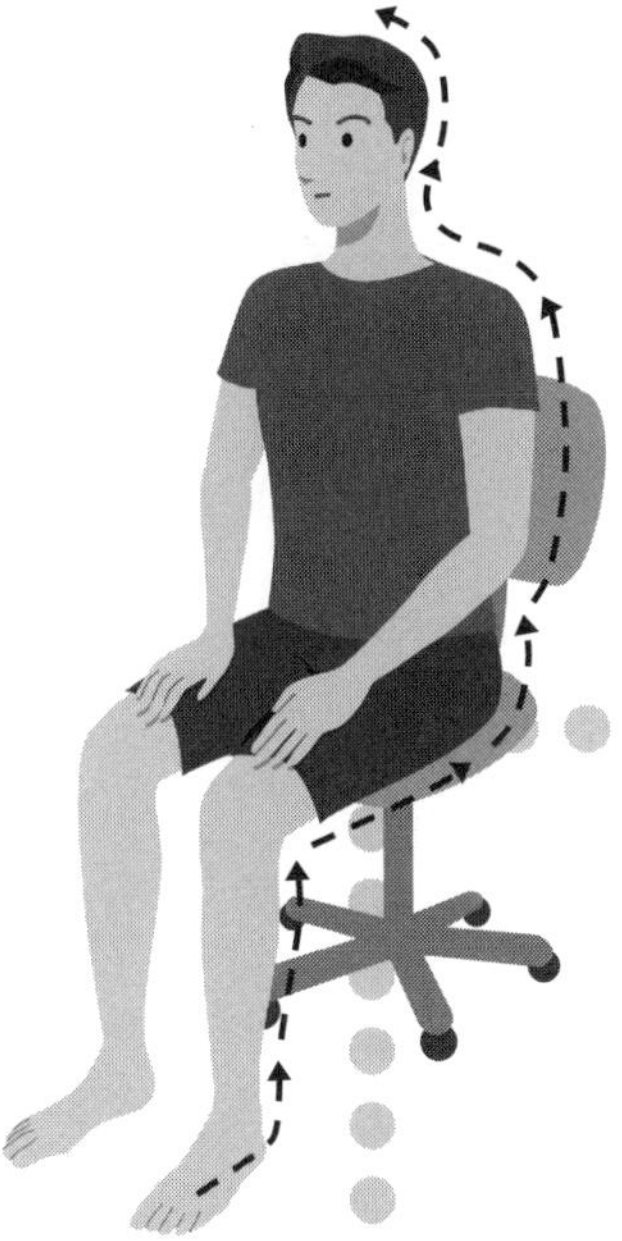

5

足先から頭へ
全身をなぞるようなイメージ

息をゆっくり吸いながら、全身をなぞるようにイメージ（足のつま先→膝→腹→胸→肩→首→頭の順）し、息を吐きながら体の中の緊張や凝りを弛めていきます。

6

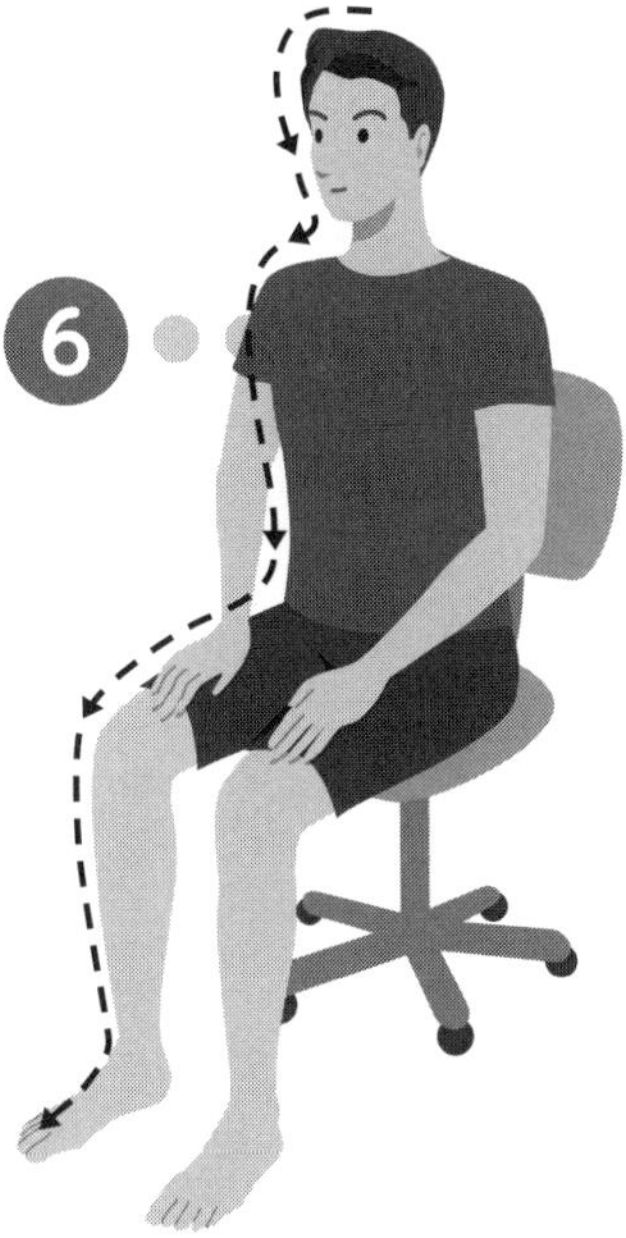

頭から足先へ
全身をなぞるようなイメージ

最後は、⑤と逆に頭のてっぺんからつま先に向かって全身をなぞるようにイメージ（頭→首→肩→胸→腹→膝→足のつま先の順）し、息を吐きながら不安や心配、イライラなどを吐き出します。

ストレスを吐き出す

一週間のストレスは休みの前日に吐き出して、すっきりとして休日を楽しみたいものです。週に一度、「調和道丹田呼吸法」の「屈伸息《くっしんそく》」を行なって、心と体をリフレッシュさせ、生命のエネルギーを高めましょう。

「屈伸息」は逆腹式呼吸を行なうのが特徴です。

ふつうの腹式呼吸は、息を吸うときお腹を膨らませ、吐くときに凹ませますが、「屈伸息」は、吸うときにお腹を凹ませ、吐くときにお腹を膨らませて行ないます。

吸う息も吐く息も、できるだけゆっくり行なって、ストレスを翌週に持ち越さないようにしましょう。

屈伸息

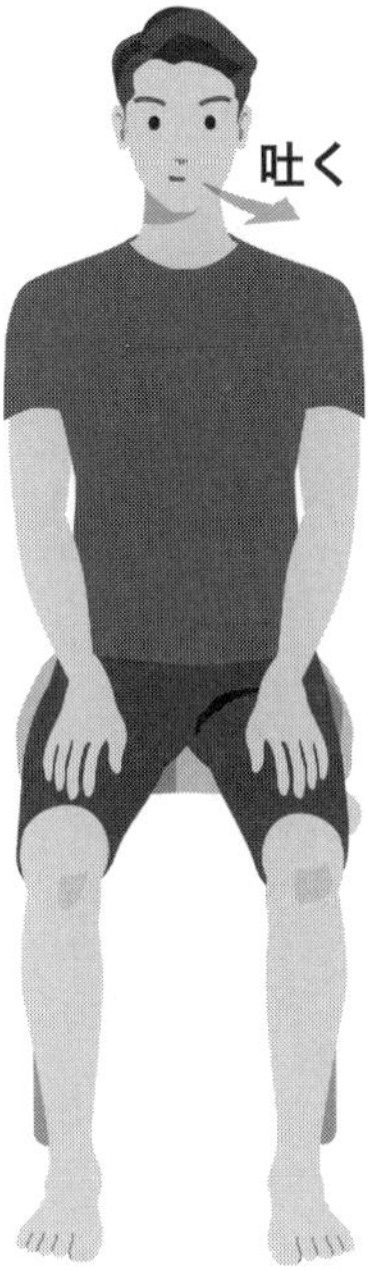

1

丹田を意識しながら息を吐き切る

椅子に腰かけて肩幅に両足を開き、両手は太ももの上に置きます。上半身の力を抜いて、丹田を意識しながら、静かに息を吐き切ります。

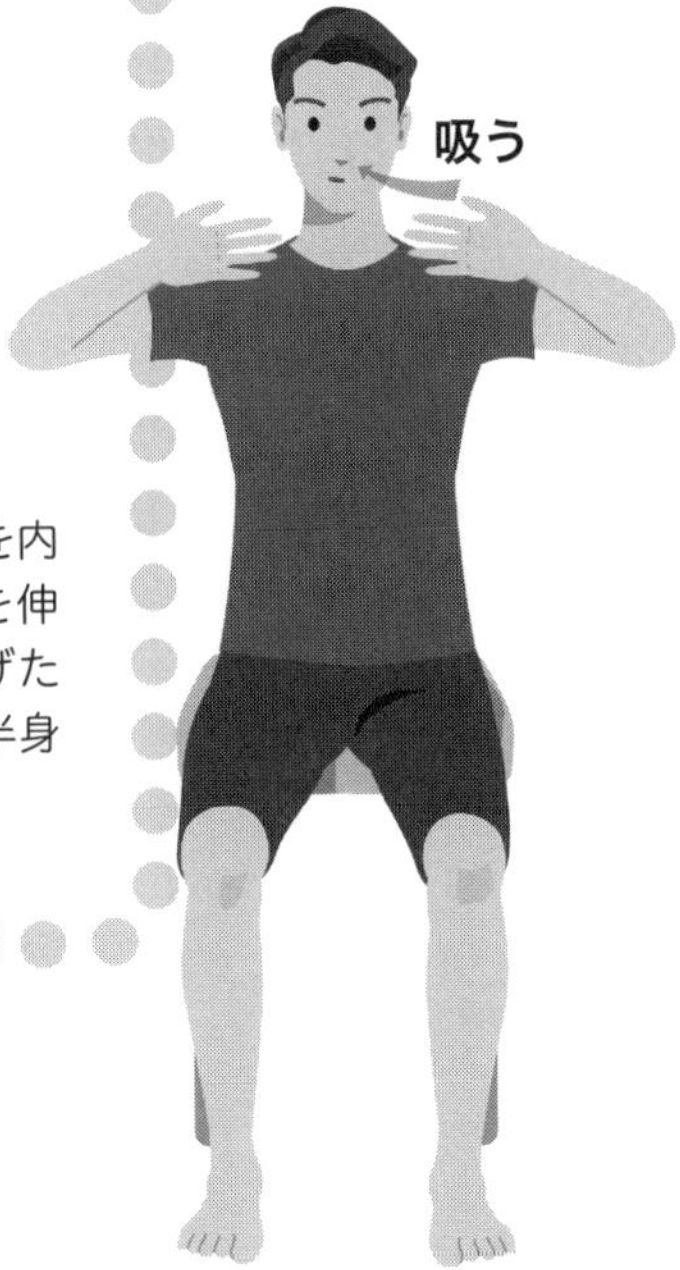

2

手を引き上げ広げて息を吸う

ゆっくり息を吸いながら、手のひらを内側に向けて上へ引き上げ、上半身を伸ばします。胸の前まで手を引き上げたら、手を広げて胸を十分に開き、上半身を反らして思い切り息を吸います。

ストレスを吐き出す

屈伸息

息を吐きながら
手のひらを下へ向ける

みぞおちを弛め、ゆっくりと息を少しずつ吐きながら、手を胸の前に戻し、そのまま手のひらを下へ向けます。

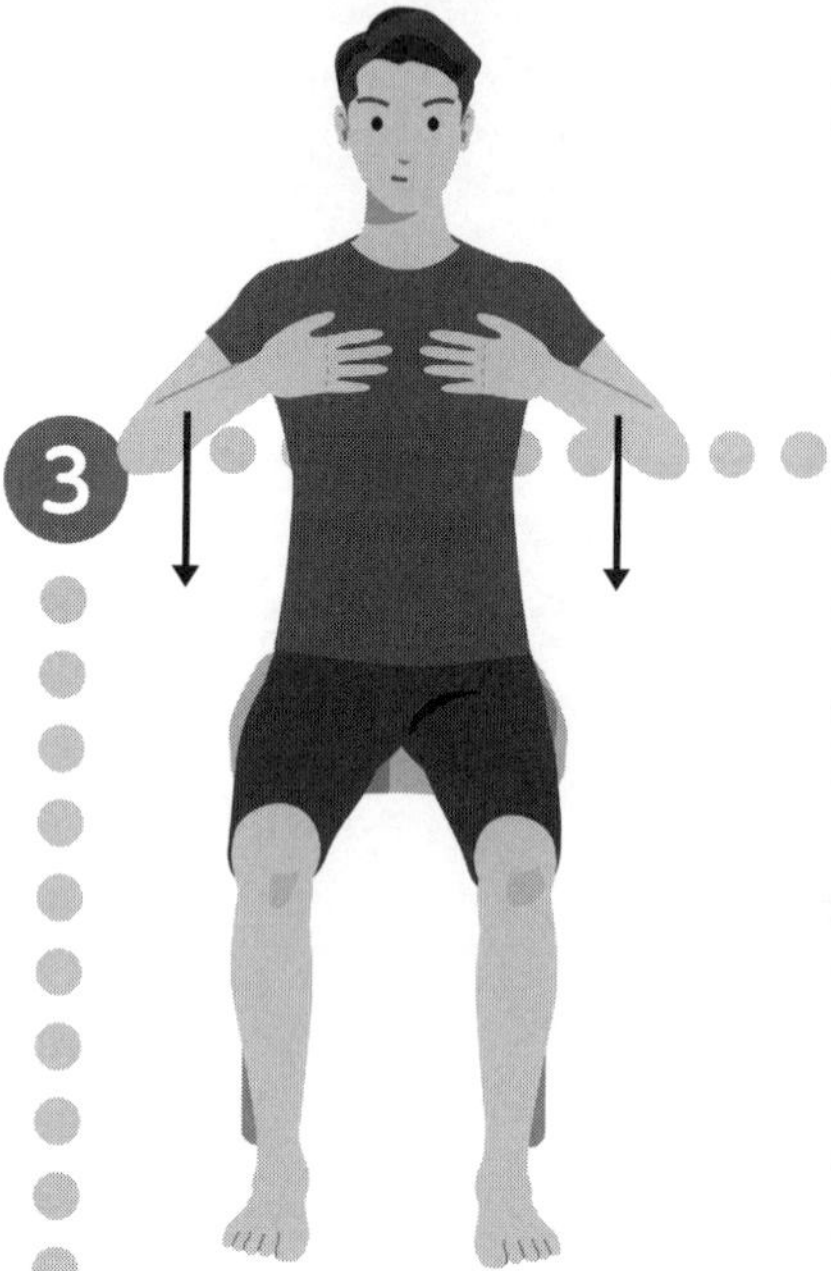

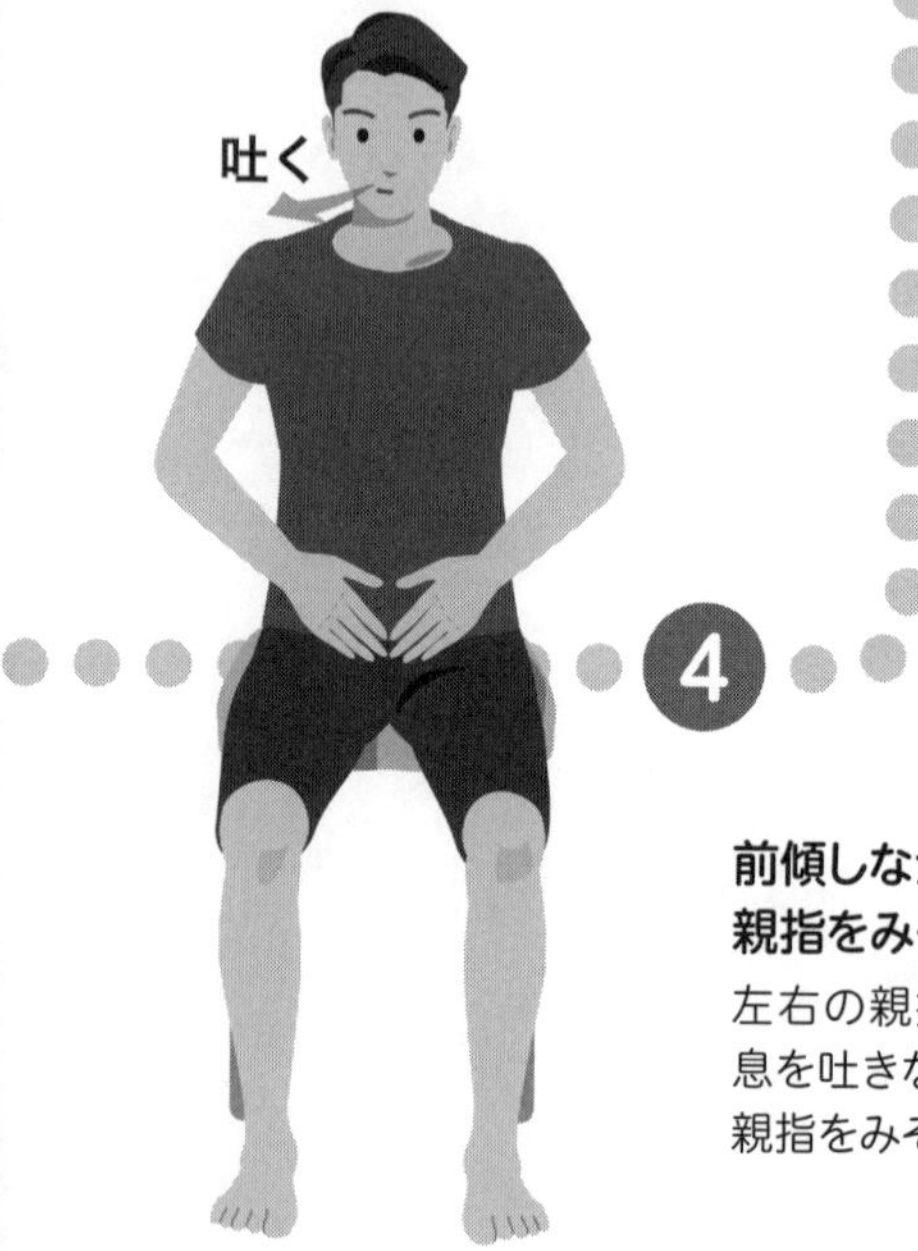

前傾しながら
親指をみぞおちに入れる

左右の親指をみぞおちに当て、息を吐きながらゆっくり前傾し、親指をみぞおちに入れます。

両腕を突き出し息を吐き切る

両腕をゆっくり前へ突き出して、上半身が床と水平になるくらい倒し、息を吐き切ります。

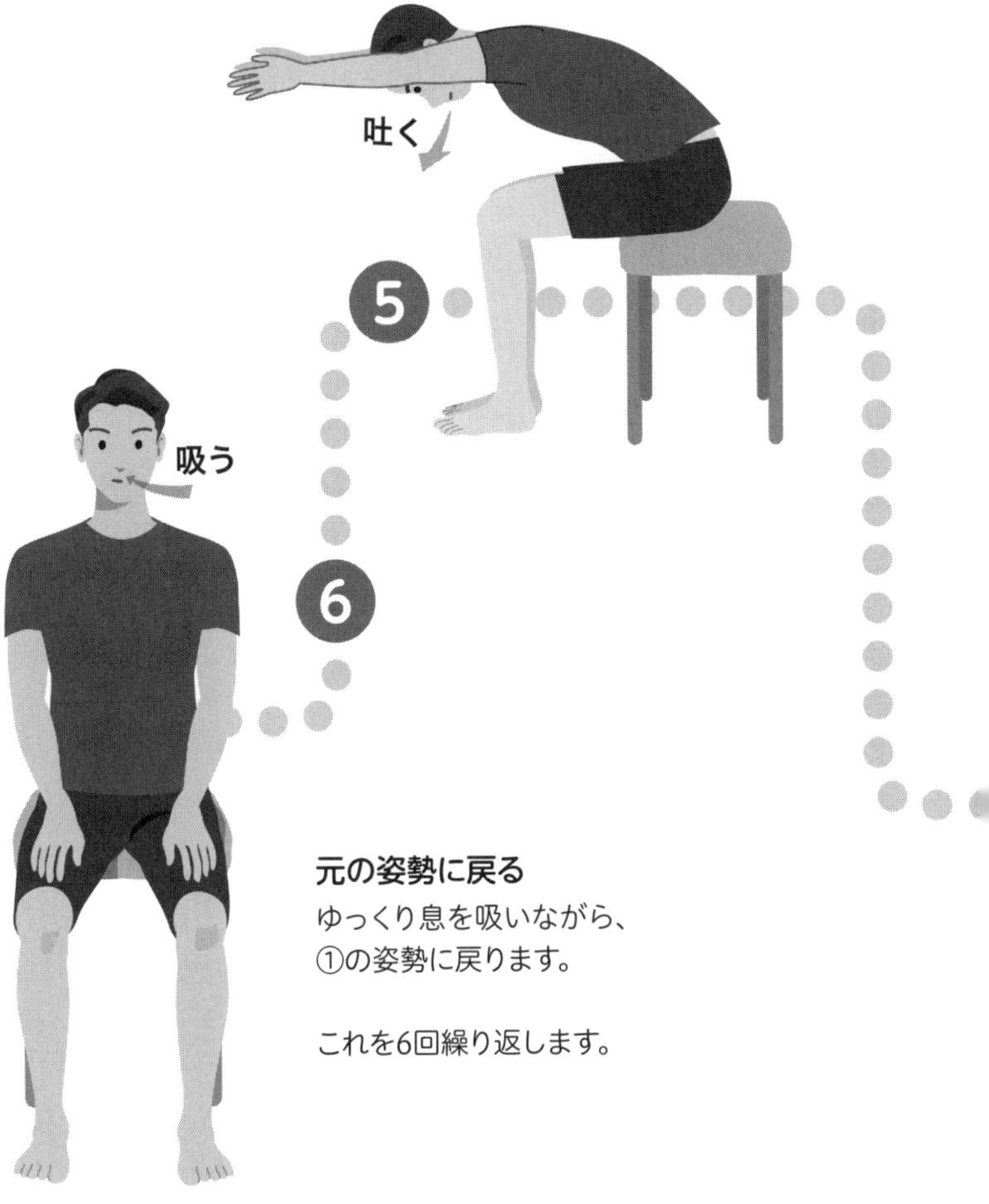

元の姿勢に戻る

ゆっくり息を吸いながら、①の姿勢に戻ります。

これを6回繰り返します。

緊張しやすいので、なんとかしたい

人前に出るのが苦手で、鼓動が速くなったり、赤面したりする。人の目を見て話すのも苦手。失敗して笑われたくないという思いが、緊張をさらに増幅させてしまう。緊張しやすいタイプの人はそういう傾向が強いですね。面接の前など、手のひらに「人」という字を書いて飲み込めといわれたことはありませんか。これを実践して、よし、自分は大丈夫だと思い込めることが大切なのです。飲み込むときに息を吸い、その後で吐きますから、これも緊張を緩和するための一つの呼吸法ともいえます。

緊張しやすい人におすすめしたいのが「三円式站椿功《さんえんしきたんとうこう》」という気功です。「站椿」とは杭のように立つという意味です。上虚下実（上半身の力が抜け、下半身が充実している状態）の姿勢と、集中力が求められます。毎日続けていると、リラックスして不安から解放されます。やってみてください。

三円式站椿功

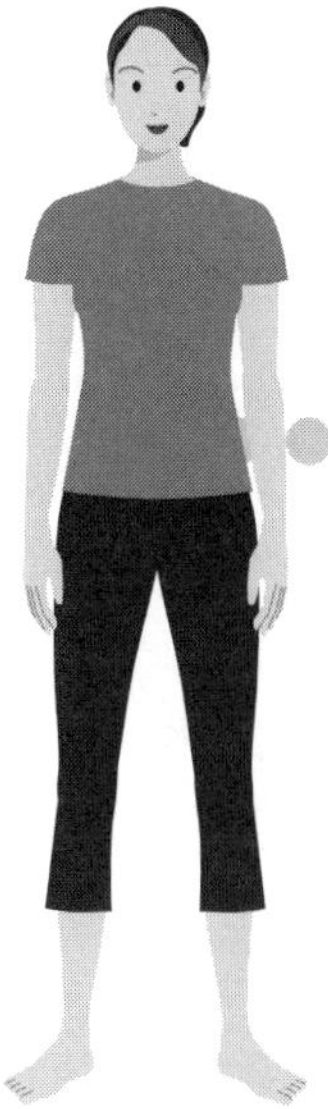

1

両足を開いて立つ

両足を肩幅の広さに開き、まっすぐ立ちます。

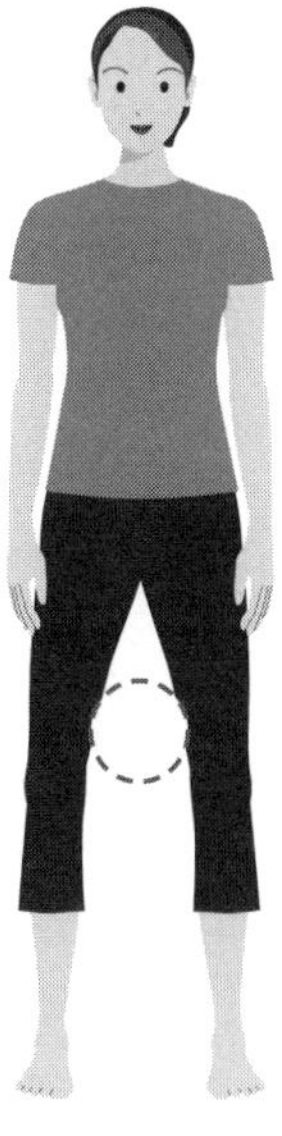

2

ボールをはさむイメージで膝を弛める

左右の太ももの間にボールをはさむイメージで、膝を弛めます。

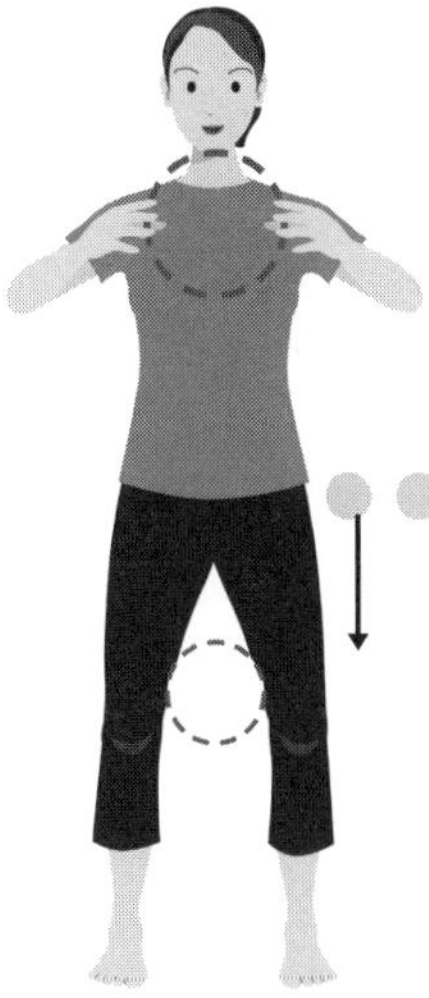

3

3ヶ所でボールを抱えるイメージで呼吸

背筋を伸ばし、今度は両腕を胸の高さまで上げ、ボールを抱えるようにします。次に手のひらでも円を作って、左右の太ももの間、胸と両腕の間と、両手のひらの間にボールがある(三円)イメージで、5分間、吸って吐く呼吸だけに集中します。

プレッシャーを克服する

入学試験や就職試験、仕事でのプロジェクト、思いもかけぬトラブル……、人生はプレッシャーとの闘いといっても過言ではないでしょう。失敗しないだろうか、もっとああしておけばよかったかもなどなど、そんな重圧を感じただけで疲れきってしまうこともあるでしょう。世の中、うまくいかないことだらけです。そんな心の重圧に負けてしまうと、元気がなくなります。いつまでも落ち込んでいても事態は打開できません。必要なのは気持ちの切り替えです。気持ちを切り替えられれば、元気が出てきて、覆われていた重圧も客観的に分析できるようになります。そのためには、元気をつけて、エネルギーを補充する「球沈上托《きゅうちんじょうたく》」という呼吸法を行ないましょう。

球沈上托

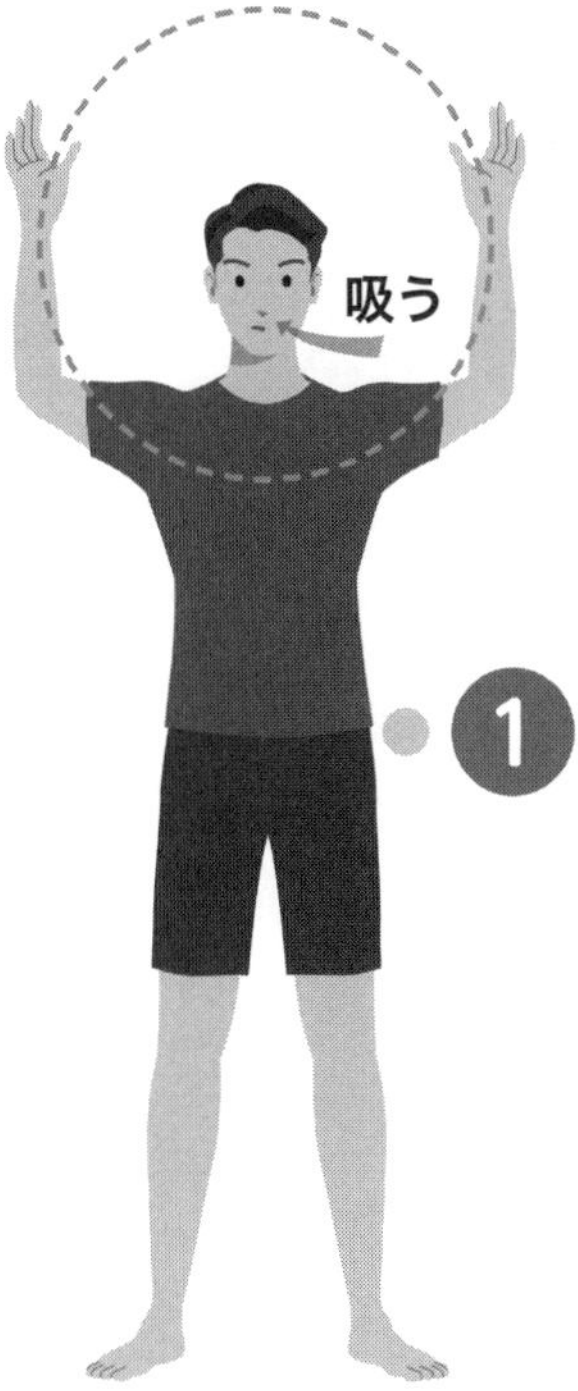

1

頭上に気のボールをイメージ

息をゆっくり吸いながら、頭上に大きな気のボールを掲げるようにイメージします。

2

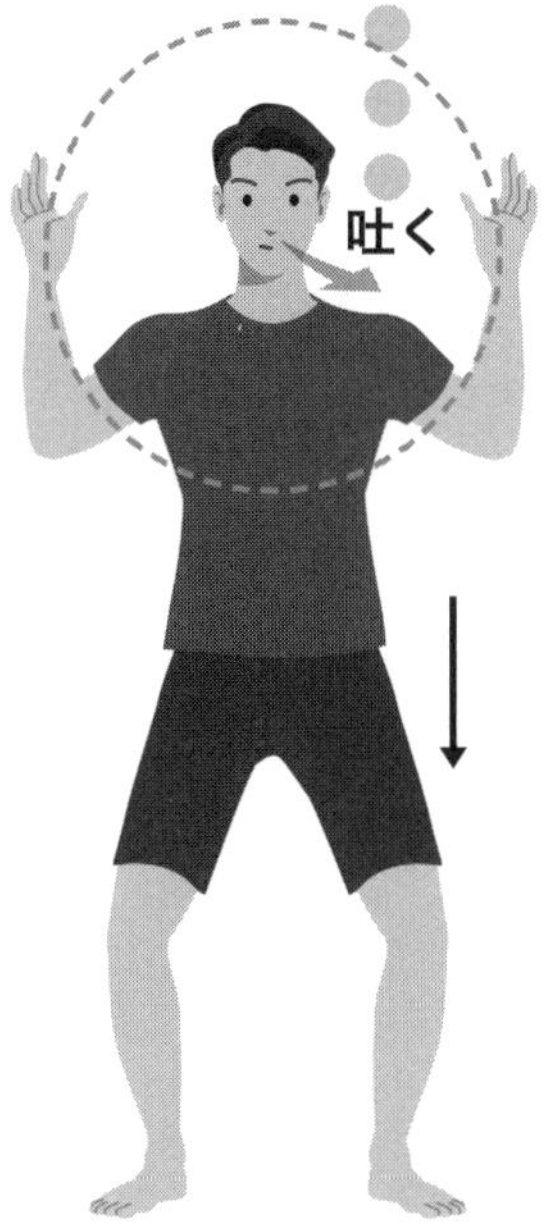

息を吐きながら膝を屈伸する

息を吐きながら、膝を少し曲げて、肩の力を抜いてボールの重みをイメージしながら、少しずつ体を下げていきます。

これを3回行ないます。

大きな決断を冷静にするために

就職、転職、結婚、離婚、家の購入、子どもの進学先などなど、人生には決断すべきときが何度も訪れます。優柔不断で大事な決断を延ばし延ばしにしていても、いつか必ず直面します。すぐに決断したほうがいいときもあれば、じっくり考えたほうがいい場合もあれば、この決断でいいのかどうか悩むこともしばしばです。大切な場面に直面しても、舞い上がらず、くよくよせず、うわつかず、冷静に決断を下し、「人事を尽くして天命を待つ」という腹の据わった境地に至りたいものです。「宮廷二十一式呼吸法」という、中国清《しん》王朝時代に生み出された二十一の呼吸法の一つ「気《き》貫丹頂《かんたんちょう》」は決断力を養うのに役立ちます。

気貫丹頂

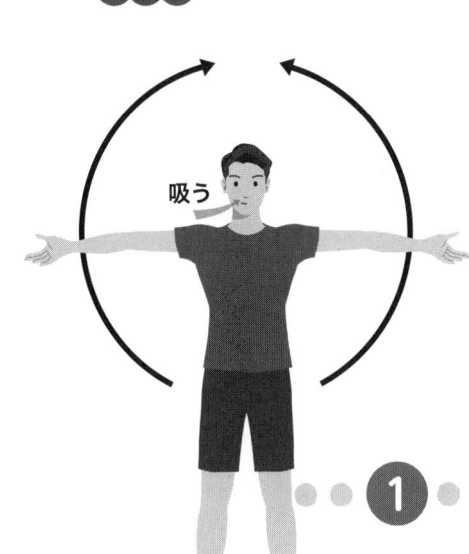

1

両手を広げて頭上に上げる

両足を肩幅の広さに開き、息を吸いながら両手の手のひらを外側へ向け、クジャクが羽を広げるように両腕を広げ、体の側面から頭上にゆっくりと持ち上げます。

2

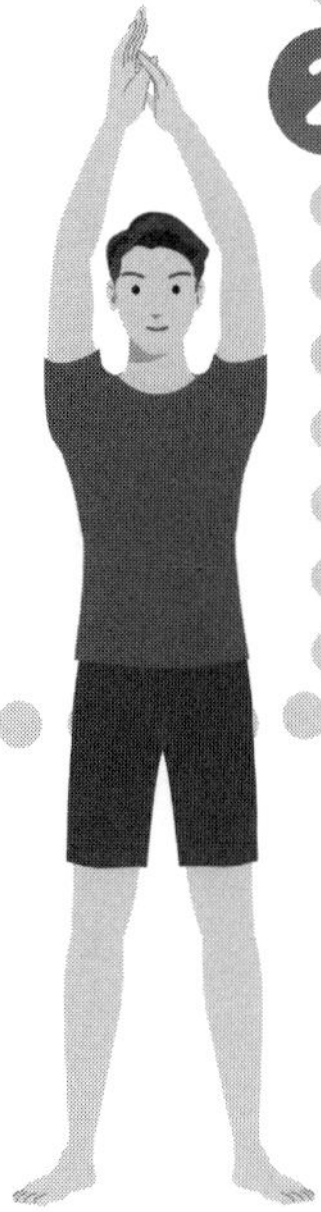

親指と小指を絡ませる

両手が頭上まできたら、右手の親指と左手の小指を絡ませます（男性の場合、女性は逆）。

3

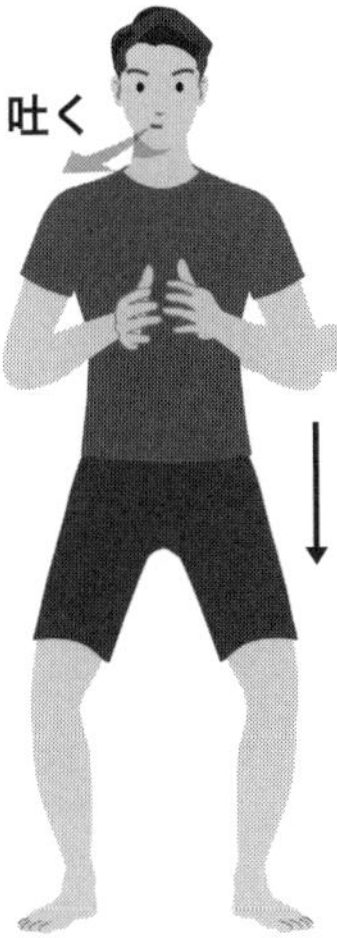

両手を胸の前まで下ろす

そのまま膝を沈め、息を吐きながら両手を胸の前まで下ろし、指をほどいて、手を体側に戻して息を吐き切ります。

これを3回繰り返します。

すぐイライラする

体の疲れや睡眠不足などの肉体面、思うように仕事がはかどらない、部下がいうことをきかない、目標を達成できず上司に叱責されたなどの精神面。イライラの原因は身の回りのあちこちにあります。あなたがイライラすると周囲を不快にさせ、些細《ささい》なことで衝突が増えるなど、人間関係にも悪影響を及ぼします。

こういうときは交感神経が緊張している状態。呼吸は速くなっていませんか、浅くなっていませんか。

そんなときは、調和道の「基本動作」が気持ちを鎮めてくれます。吐く息を意識し、「起こす」「伸ばす」「落とす」「曲げる」の四つの動作を行なってください。

基本動作

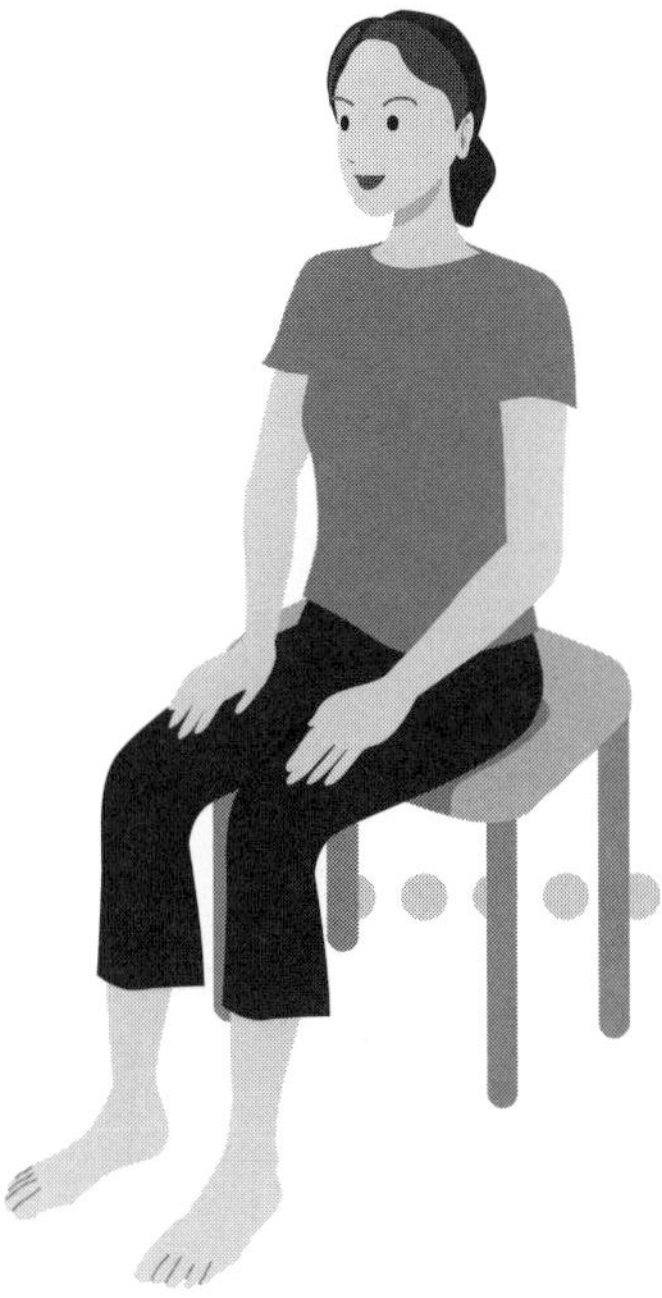

1

背筋を伸ばして両手を太ももの上に

椅子に浅く腰かけて、両足を肩幅に開き、背筋を伸ばして両手を太ももの上に置く。

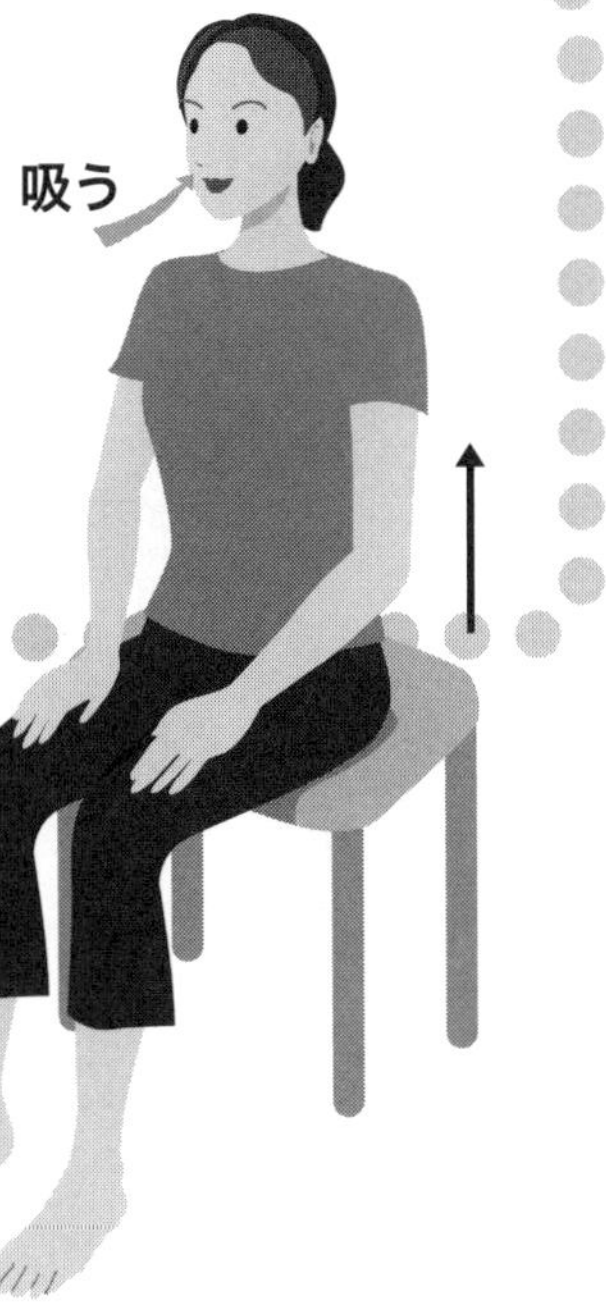

2

伸ばしながら息を吸う

上半身を伸ばしながら2〜3秒かけて息を吸います。胸は広がり、腹部はやや凹みます。

基本動作

上半身を骨盤に向かって落とす

みぞおちを弛めて、上半身を骨盤に向かってすーっと落とします。このときは息を吐くのではなく、すーっと落とす動作に伴って、鼻から息が漏れるという感じです。

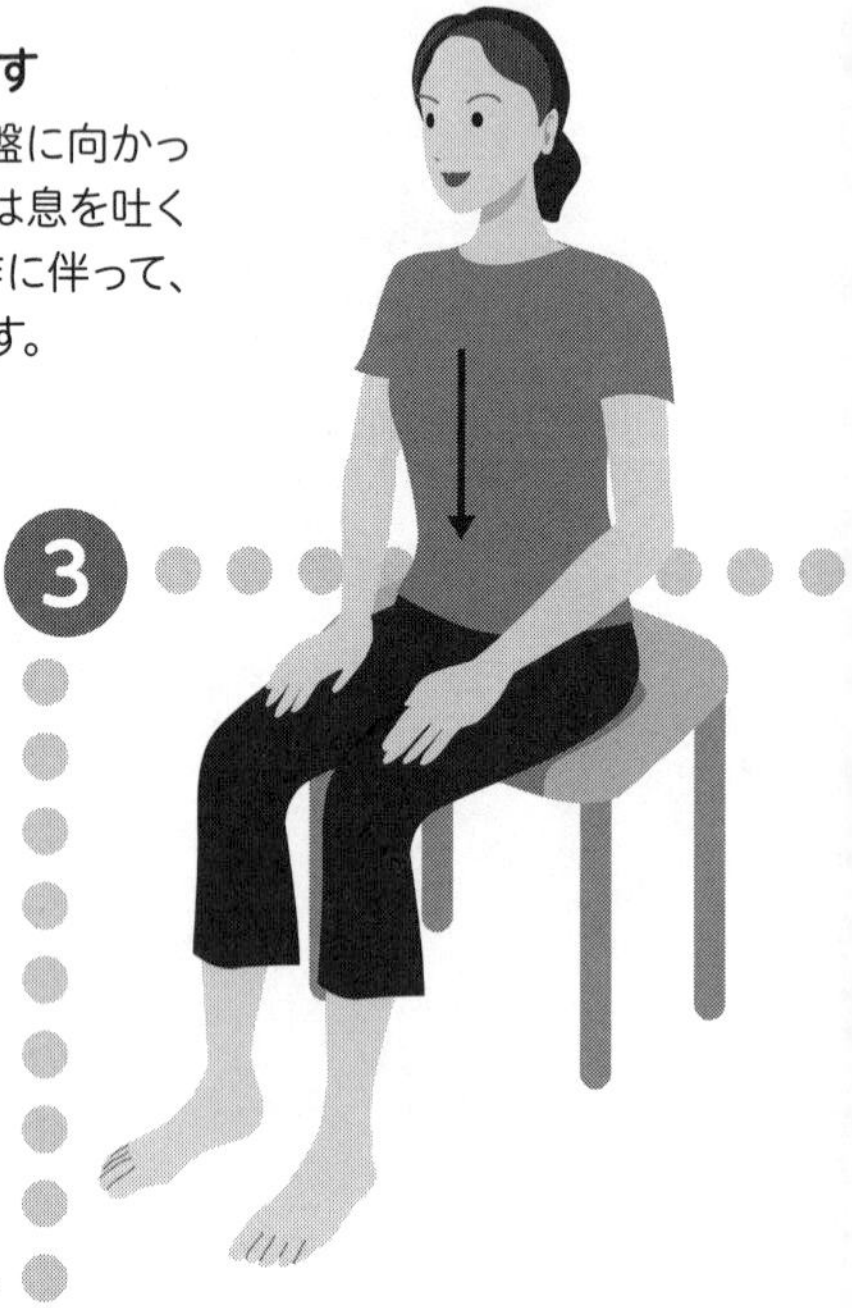

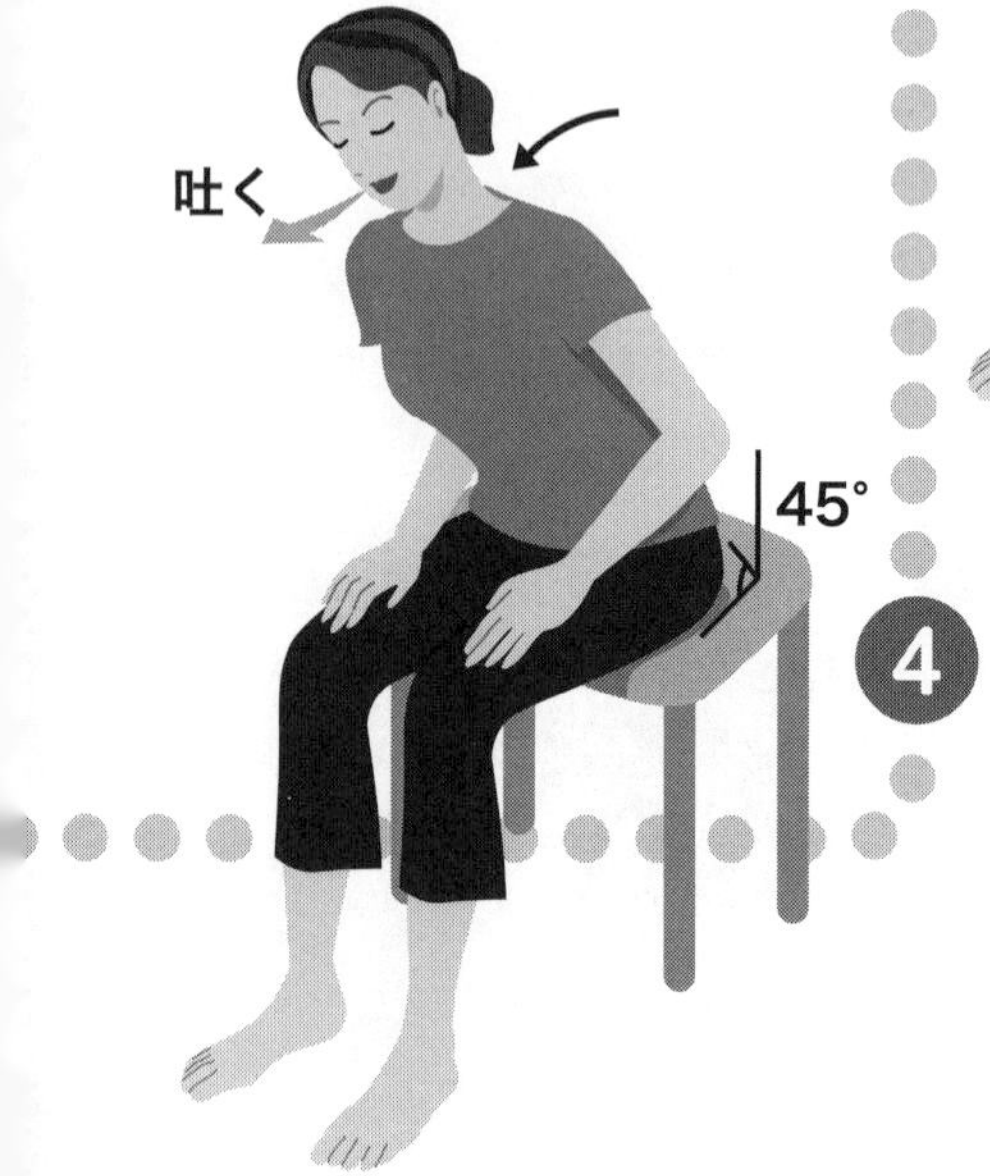

曲げながら息を吐く

みぞおちを弛めたまま、下腹部を少し前に出すような気持ちで、上半身を緩息のときよりも前傾させながら、さらに息を吐きます。

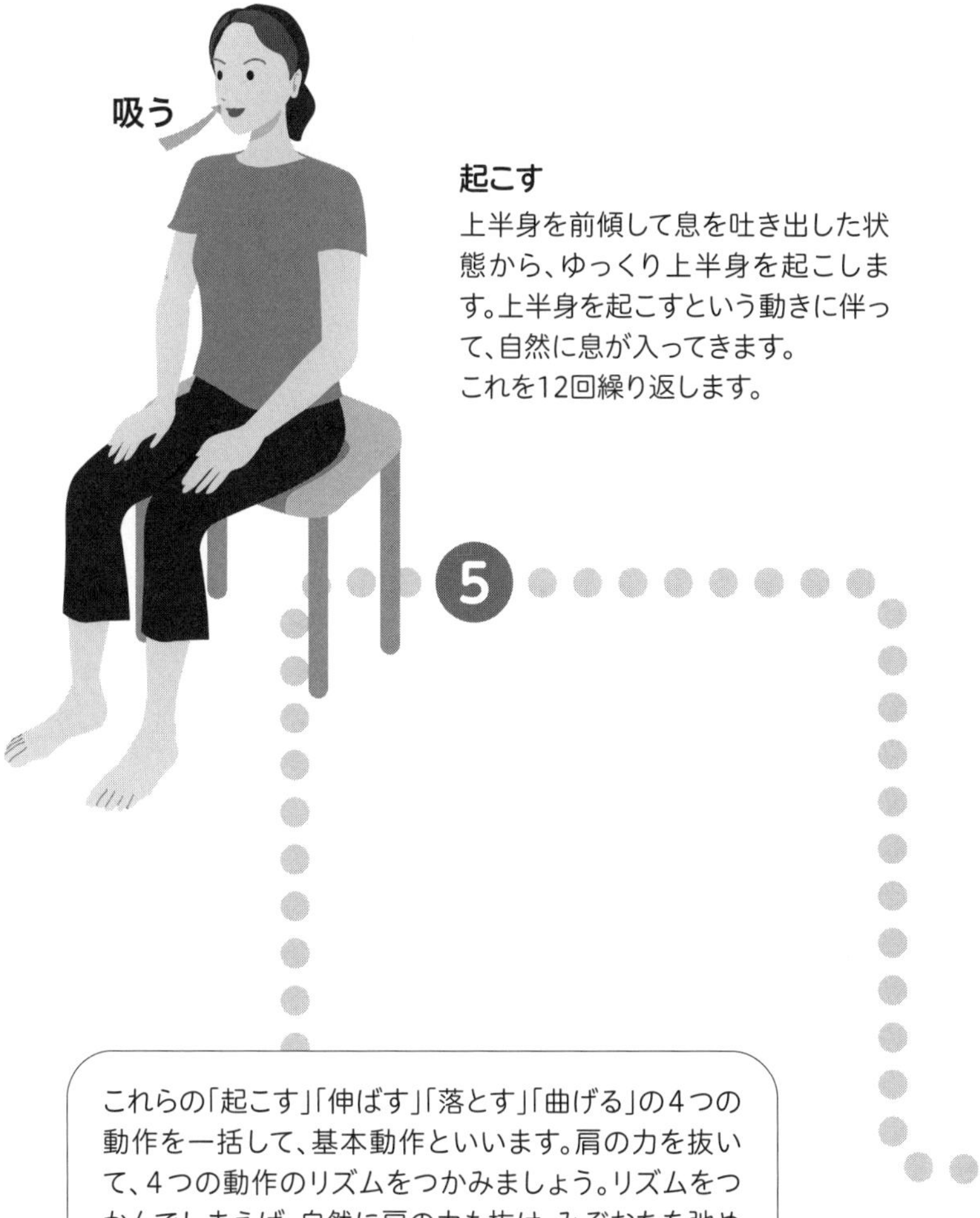

起こす

上半身を前傾して息を吐き出した状態から、ゆっくり上半身を起こします。上半身を起こすという動きに伴って、自然に息が入ってきます。
これを12回繰り返します。

これらの「起こす」「伸ばす」「落とす」「曲げる」の4つの動作を一括して、基本動作といいます。肩の力を抜いて、4つの動作のリズムをつかみましょう。リズムをつかんでしまえば、自然に肩の力も抜け、みぞおちを弛めることも簡単になります。

集中力がなくて困っている

気が散って仕事に集中できなかったり、逆にぼーっとして人の話を聞いてないと怒られたり、集中力がなくなると、ミスが重なりがちです。こんなとき運転をするのはとても危ないですね。ストレスや、不安、心配事などで気持ちが散漫になりがちのときには、浮足立っている気持ちを鎮め、大地に根を下ろしているようなおおらかな心持ちになる「宮廷二十一式呼吸法」の一つ「引気《いんき》下行《かこう》」という呼吸法をやってみましょう。集中力がないということは、地に足がつかないという状態。「引気下行」は足の裏から大地の気を吸い上げ、全身をめぐらせる働きがあります。

引気下行

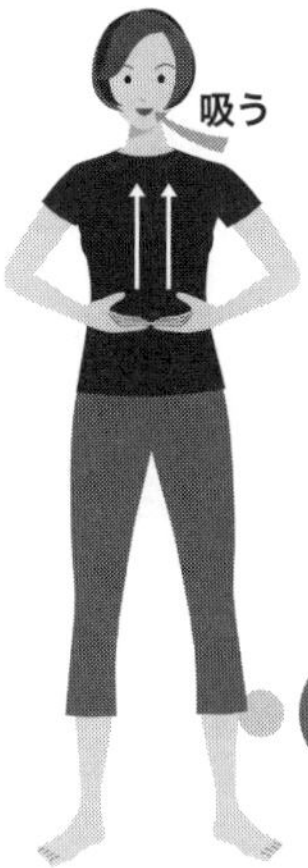

1

息を吸いながら
両手のひらを引き上げる

両足は肩幅に開いて立ち、息を吸いながら手のひらを上にして両腕を上げていきます。

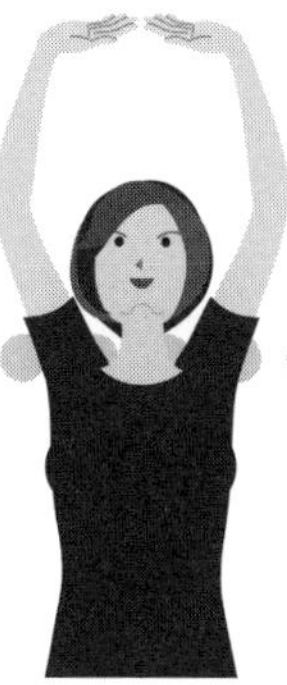

2

顔の前まで上げて
手のひらを返す

顔の前まで両腕を上げたら、手のひらを返します。

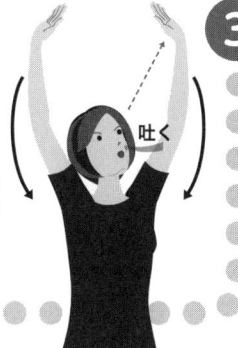

3

上げた両手を
下ろしていく

息を吐きながら両手を左右に下ろしていきます。

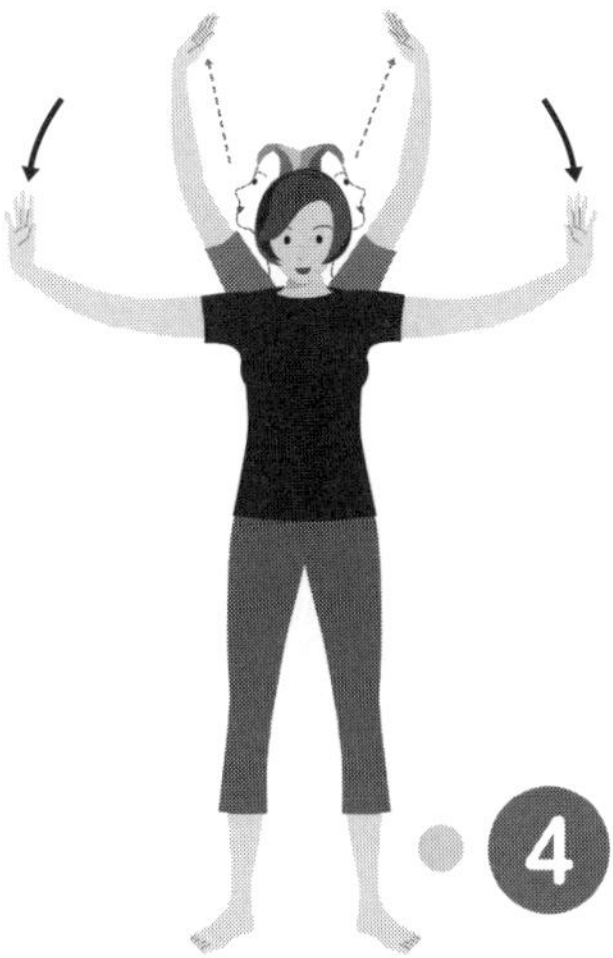

4

両腕を左右に開く

息を吐きながら膝を弛め、体を沈めるような気持ちで両腕を左右に開きます。このとき視線は左手の甲を見て1回、右手の甲を見て1回。正面を見たまま視線を上から下にゆっくり下ろしながら1回。合計3回行ないます。

忘れっぽい、認知症が心配

近頃物忘れがひどい、顔は知っているのに名前が出てこなかったり、昔のことはよく憶えているけど、昨日のことを忘れてしまう。大事な物だからきちんと保管したはずだが、どこに入れたのかわからなくなった。昨日の晩ご飯は何を食べたっけ……。歳をとるにつれて脳は老化し、物忘れが激しくなってきます。あまりにもひどい場合は専門医に相談してみましょう。

物忘れは、仕事が忙しすぎたり、大きなストレスがあったり、疲れていたりすることでも増えますので、若いから大丈夫ともいっていられません。

「気貫双足《きかんそうそく》」という呼吸法で、脳に酸素を送りこみ細胞を生き生きと若返らせましょう。脳も若返る可能性は十分にあります。

気貫双足

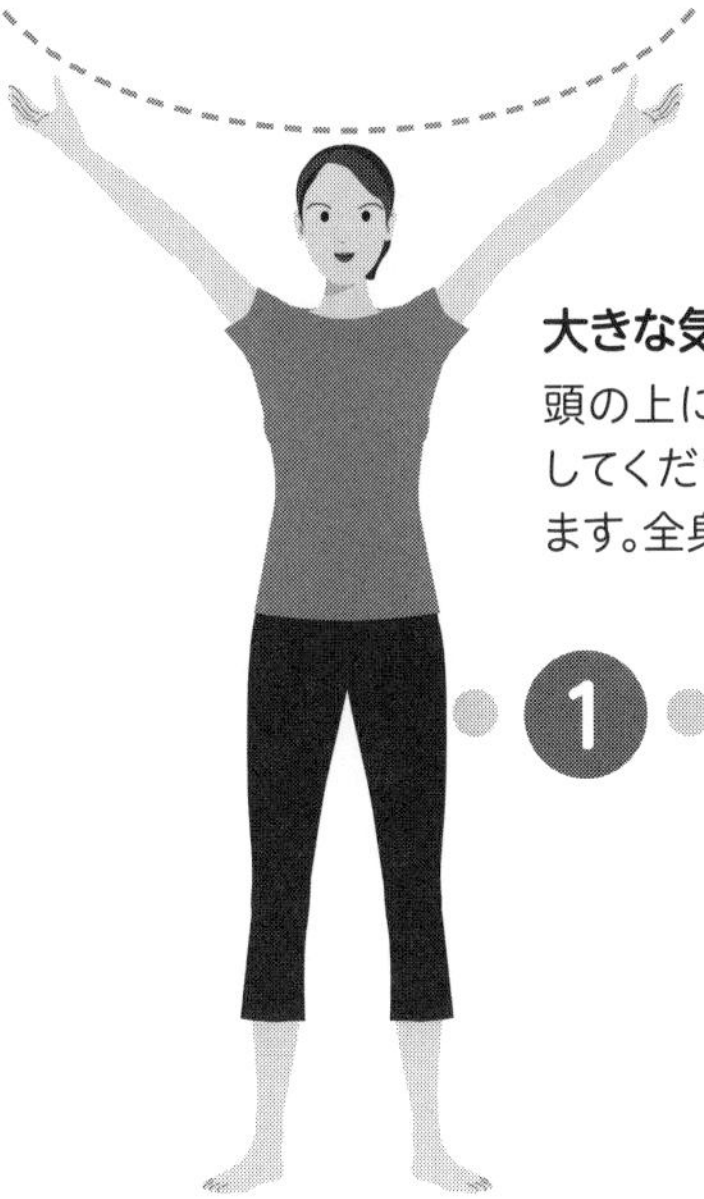

1

大きな気の球を体に入れる

頭の上に大きな気の球があるイメージをしてください。その球が体の中に入ってきます。全身が気に満たされるイメージです。

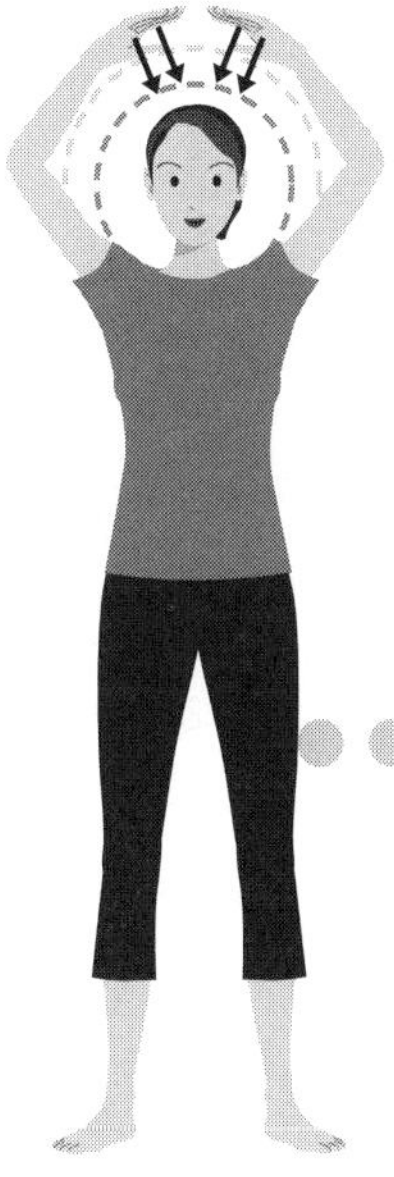

2

体の深い部分に気を入れる

全身が気に満たされたら、次は両手で周囲の気を集めて球を作り、頭から体に入れてください。深い部分に気が浸透して行くイメージです。全身の細胞が生き生きしてきます。足の裏から気が流れ出ていきます。

軽いうつ状態なのですが

仕事にやり甲斐《がい》を感じなくなってきた。好きで始めた趣味なのに、楽しくなくなってきた。友人と一緒に飲んでも、以前のように楽しくない。食欲がなかったり、逆に食べ過ぎてしまうことがある。何もする気が起きない、マイナス思考になる……。ストレスをため込み、知らず知らずのうちにこんな症状が出てきたら、軽いうつといえるでしょう。自分では気づかなくても、軽いうつの人はとても多いのです。過剰なストレスによって、脳内物質であるセロトニンが不足し、脳内の電気信号がうまく伝達できなくなることによって起こります。この状態が長く続くと、うつ病になってしまいます。そうならないように、「抓球站立《そうきゅうたんりつ》」と「球浮下按《きゅうふかあん》」という呼吸法で体に宇宙のエネルギーを注入しましょう。一日十分くらいを目安に続けていると、エネルギーが補充されて、気力が湧いて来るのを実感できます。

抓球站立、球浮下按

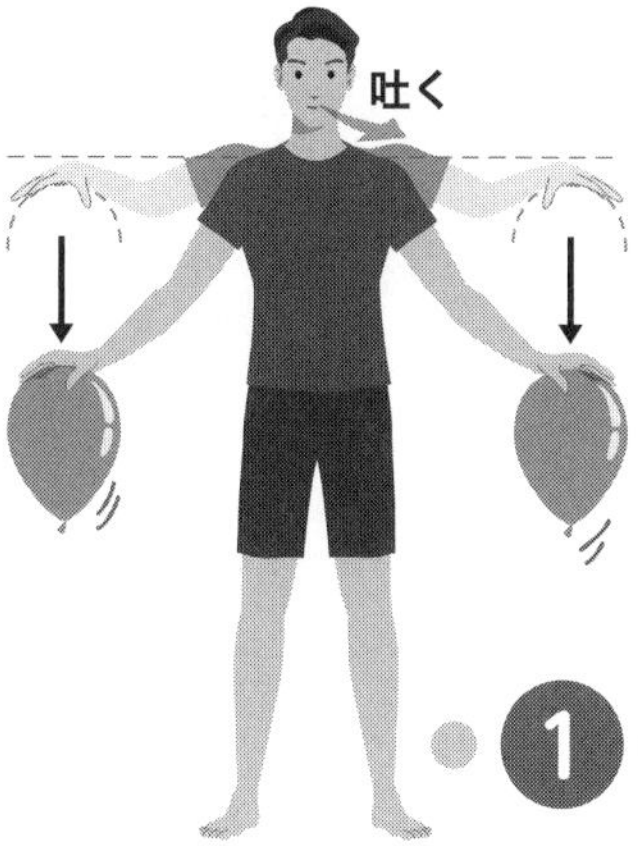

1

風船が手を押し上げているイメージ

両足を肩幅に開いて立ち、左右の腕を上げて手のひらを下に向けます。その手のひらの下には、風船が浮いていて、それが手を押し上げているイメージをします。

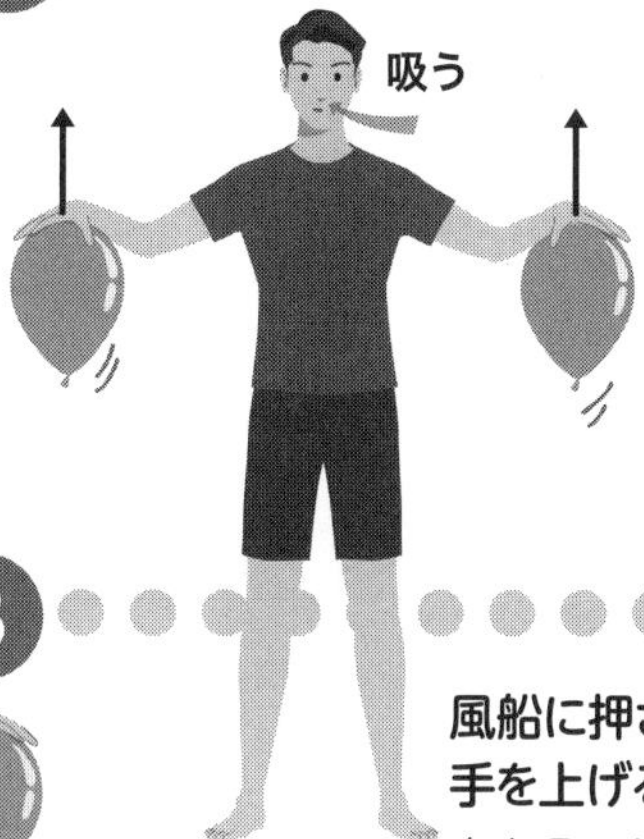

2

風船に押されるように手を上げる

息を吸いながら、風船に押されるように手を上げていきます。

3

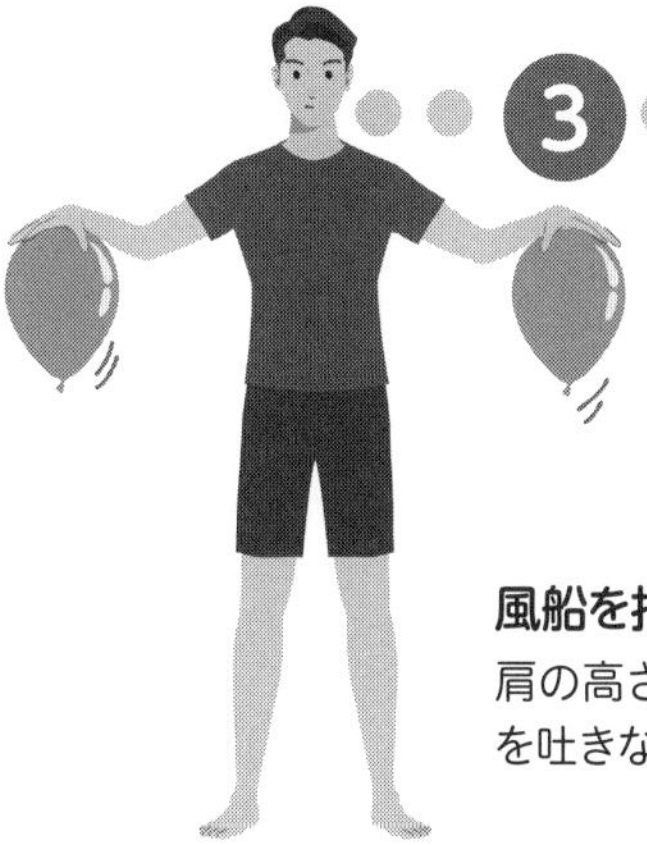

風船を押し下げる

肩の高さまで上がったら、今度は息を吐きながら風船を押し下げます。

睡魔に勝つ

今日はもう少し頑張って残業をしなければならないのに、どうしようもなく眠いという経験はありませんか。忙しい日が続き睡眠不足で疲れが溜まっているとき、体が睡眠を求めているのです。逆に、睡眠は十分なのに何度もあくびが出るなんてこともあります。これは緊張感が不足している場合です。

どちらにしても眠いというのは体がリラックスしたがっていることなので、緊張感を持たせることが必要です。眠いとき、冷水で顔を洗ったり、外に出て体を動かしたりして、気合いを入れていますよね。そのときにやってほしいのが、「気通双臂《きつうそうび》」という呼吸法です。天の気と地の気を体のすみずみまで行き渡らせる効果があり、眠気がやわらぐとともに、心が安定します。

気通双臂

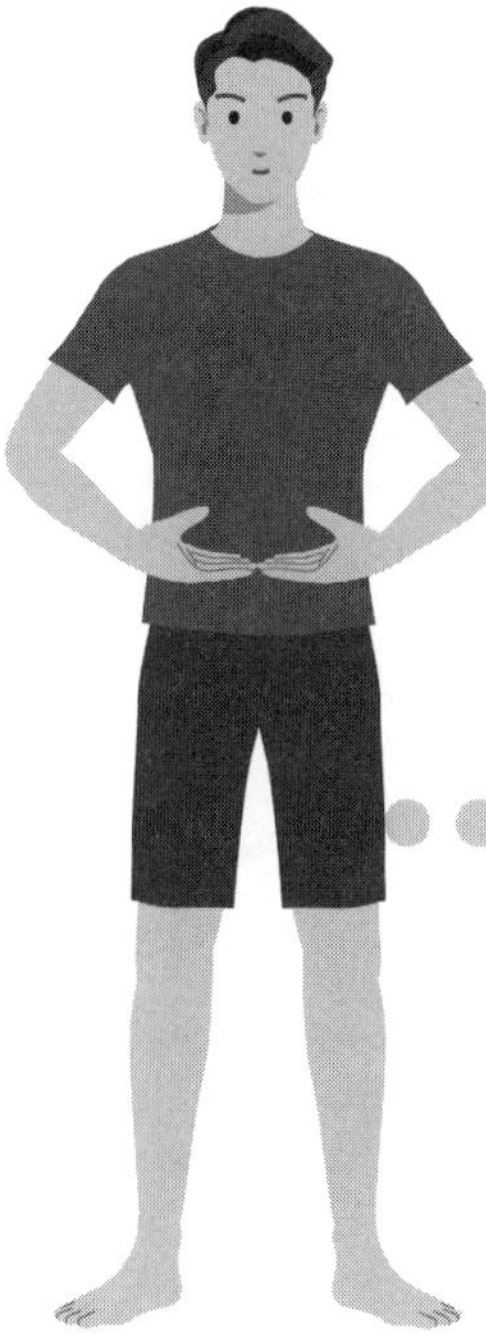

1

指先を向き合わせお腹の前に

両足を肩幅に広げ、両手の手のひらを上にし、指先を向き合わせた状態で、お腹の前に置きます。

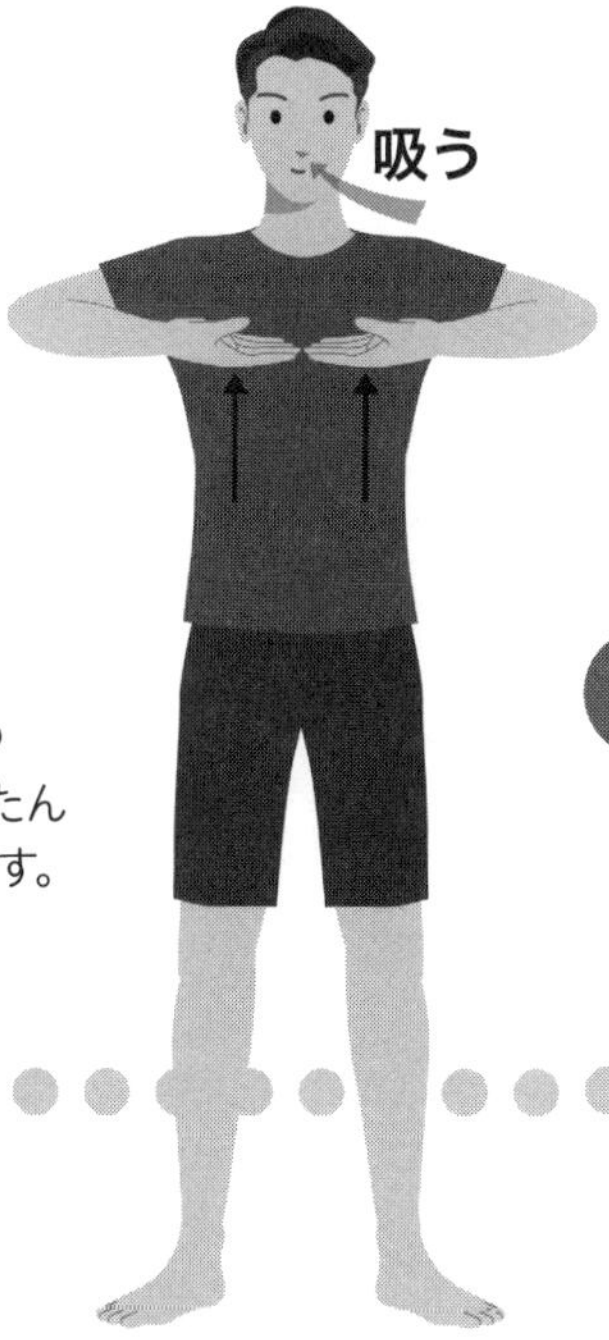

2

両腕を肩の高さまで引き上げる

息を吸いながら、両ひじを折りたたんで両腕を肩の高さまで引き上げます。

睡魔に勝つ

気通双臂

右手をゆっくり左肩へ

手のひらを返して、右手をゆっくりと左手に沿って移動させ、左肩の上に。

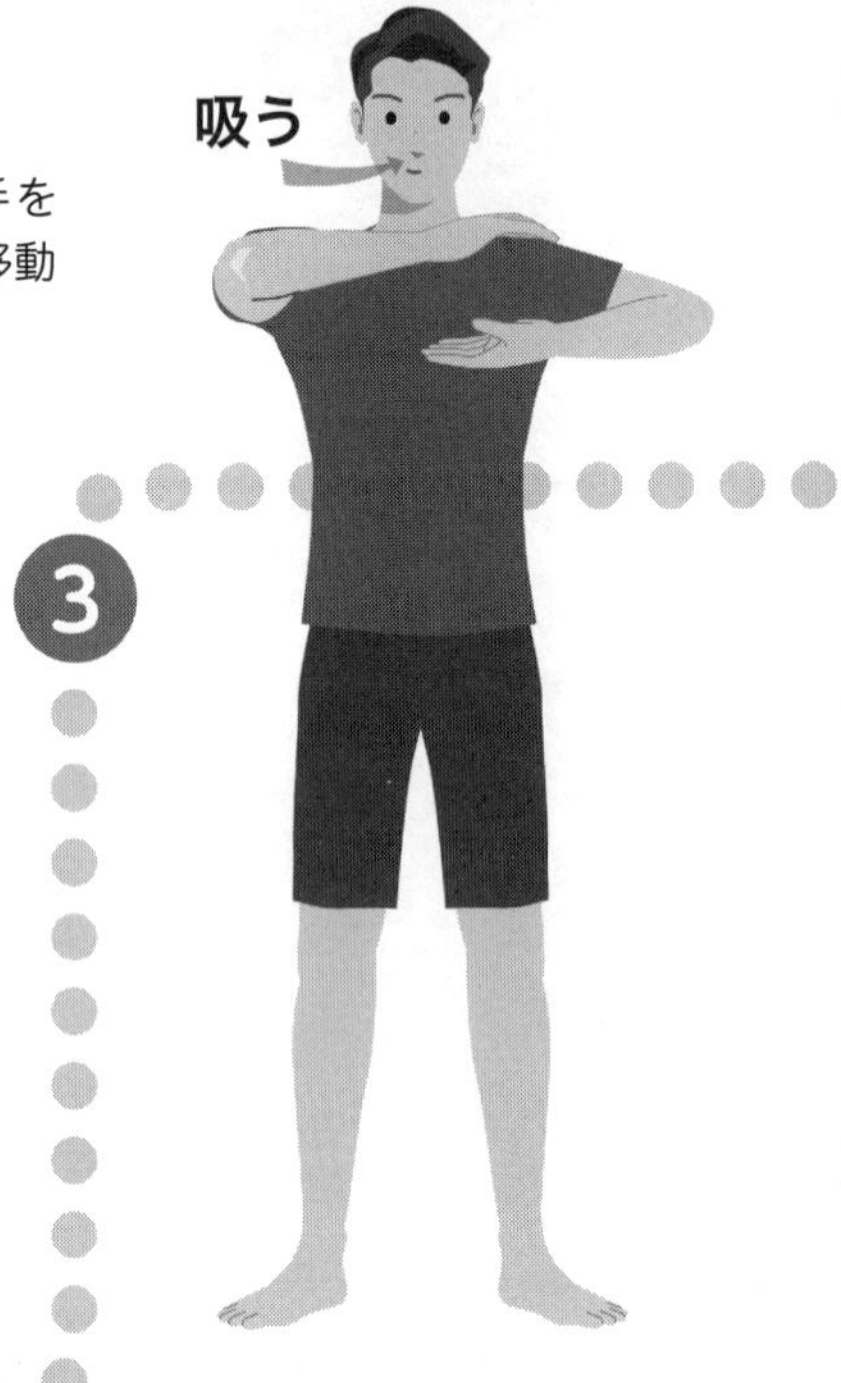

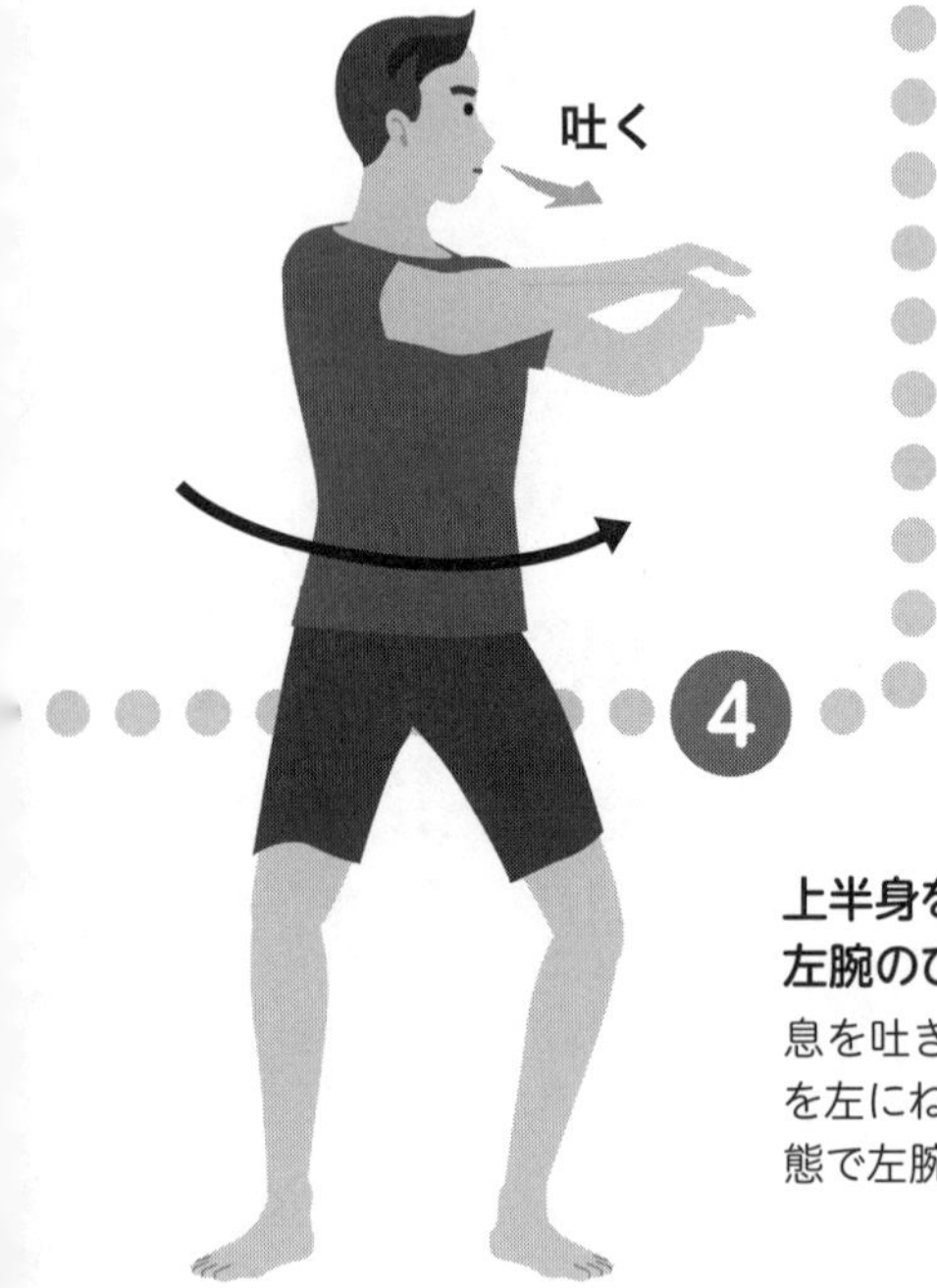

上半身を左にねじり
左腕のひじを後方に引く

息を吐きながら、膝を沈めて、上半身を左にねじり、右足に重心をかけた状態で左腕のひじを後方に引きます。

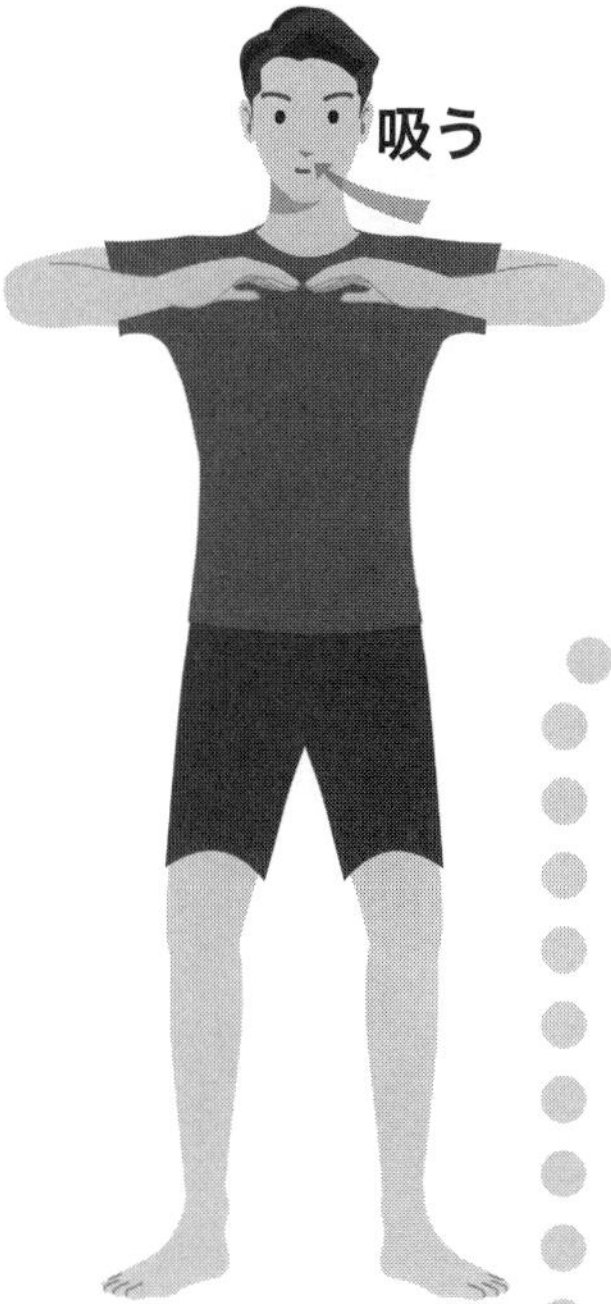

5

息を吸いながら元に戻す

息を吸いながら、膝を沈めたまま、
ゆっくり体のひねりを元に戻します。

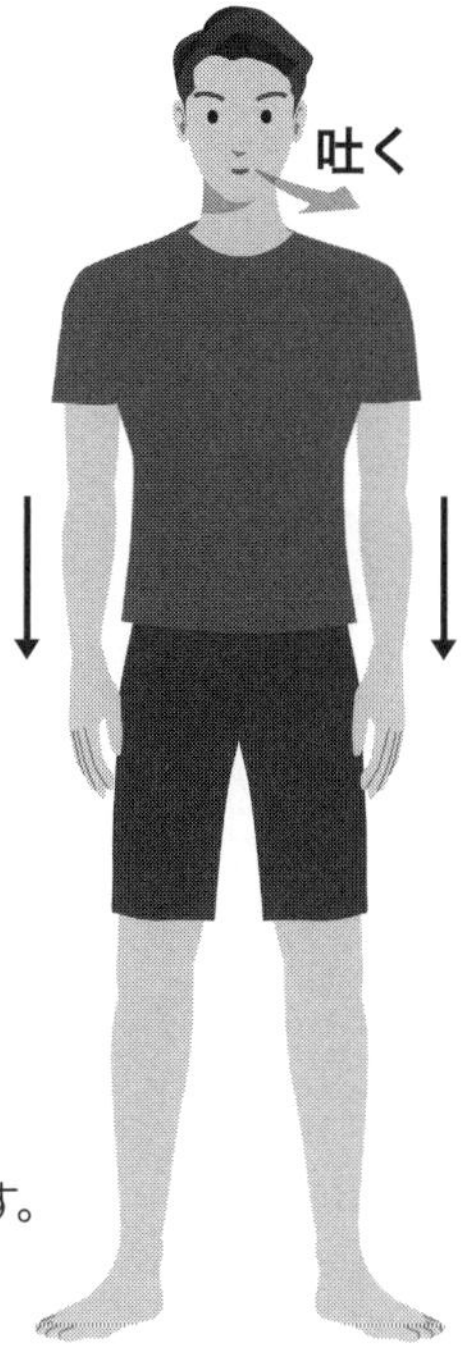

6

両手を下に下ろす

息を吐きながら、膝を伸ばし、
両手を下に下ろします。

今度は左右を逆にして１セット行ないます。

不眠症をなんとかしたい

体は疲れているはずなのに、ベッドに入ってもなかなか眠れない。深夜に何度も目覚めてしまうことがある。そんな不眠の悩みを抱えている人が多いようです。何かに不安だったり、悩んでいたりするときや、ストレスによって眠れないというのがいちばん多いパターン。こういうときはなんといっても気持ちの切り替えが大切です。お酒を飲んで気分を切り替えるのも一つの方法ですし、お風呂でリラックスするのも効果がありますが、私が実践しているのが白隠禅師の「内観の法」というものです。過酷な修行で不眠症になった白隠禅師が編み出したもので、寝たまま行ないます。私はこれを行なうと五分もしないうちに眠ってしまいます。

心を空っぽにして行なってください。いつの間にか眠りにつき、さわやかな目覚めとなります。

白隠禅師の「内観の法」

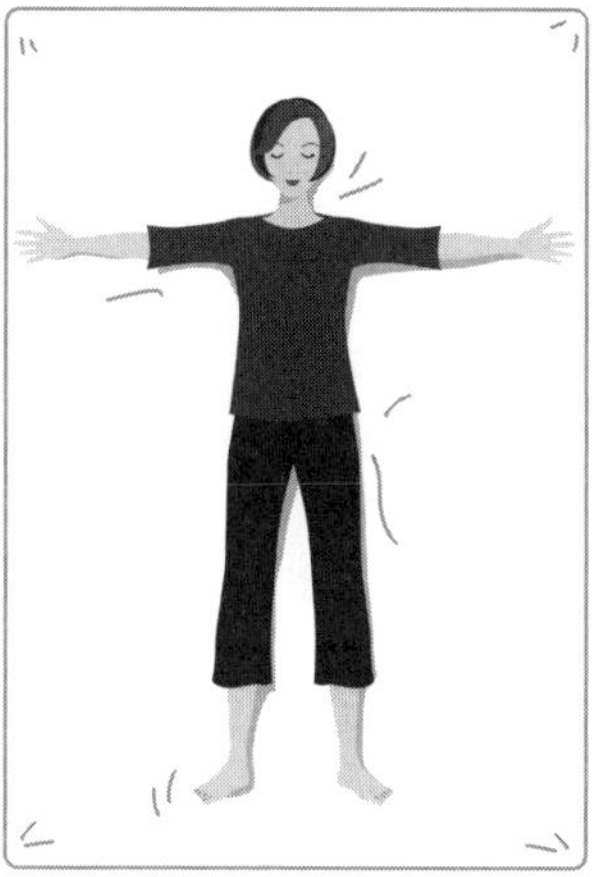

1

大の字に横たわる

ふとんの上に大の字になって横たわり、目を閉じて全身の力を抜きます。

2

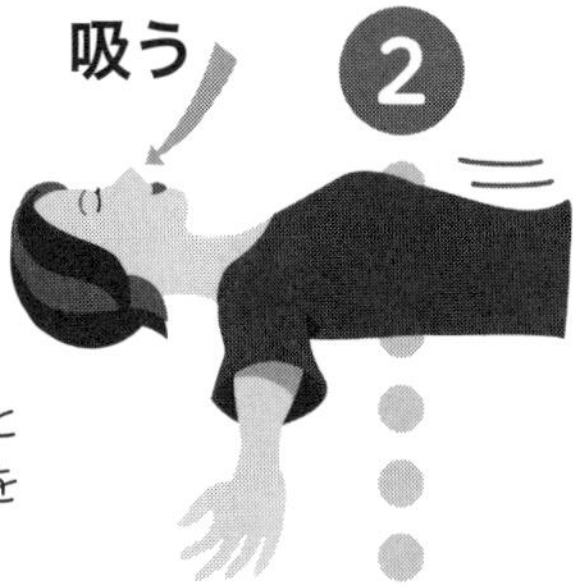

息を吸いながらお腹を凹ませる

鼻からゆっくりと息を吸い、お腹を凹ませます。

3

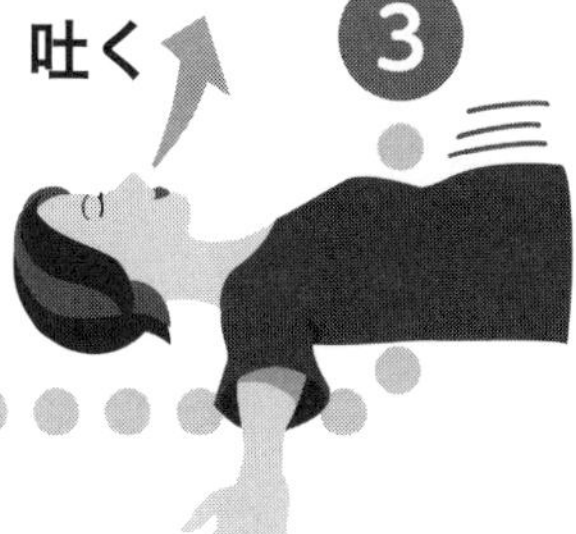

息を吐きながらお腹を膨らませる

息を十分に吸ったら、鼻から静かに息を吐いていき、吐く息に合わせて丹田を満たすようにお腹を膨らませます。

4

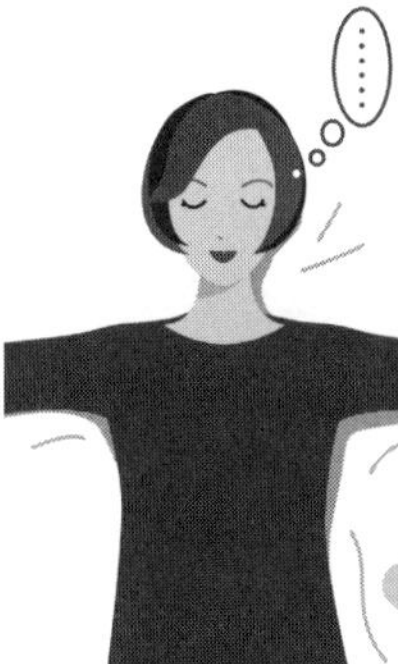

これを3回ほど繰り返して心が鎮まってきたら、静かに心に浮かぶ光景に意識を向けます。

睡眠時無呼吸症候群にならないために

睡眠時無呼吸症候群とは、睡眠中に十秒以上呼吸が停止し、無呼吸が五回以上繰り返される病気のことで、心臓病や高血圧などの生活習慣病を併発するリスクがあり、とくにいびきをかく人は要注意です。睡眠時無呼吸症候群は上気道のつまりがいちばんの原因なので、気道を確保することが大切です。そのためにおすすめしたいのが、上海で生まれた代表的な気功法の「放松功《ほうしょうこう》」です。「放松」とは、中国語で「帯を弛める」「力を弛める」などを意味し、体をリラックスさせる呼吸法です。また、日常の呼吸を鼻呼吸で行なうことを心がけてください。二日酔い対策にもおすすめです。

放松功

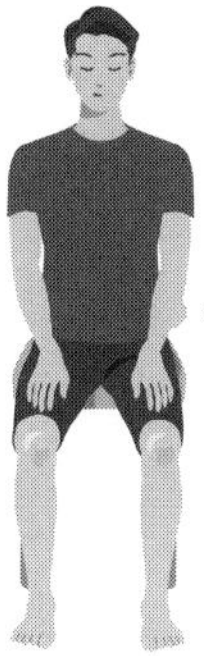

浅く腰かけて、目を閉じる

椅子に浅く腰かけて、目を閉じ、両手は太ももの上に置く。

1

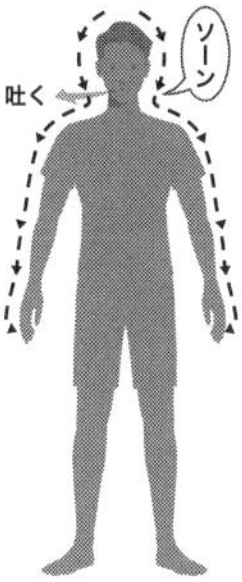

2

体の両側を意識しながら上から下に弛めていく

体の両側に1本ずつ線を想定し、それぞれの線に沿って、両側＝頭の両側→首の両側→両肩→上腕→ひじ→前腕→手関節→手のひら→両手の指の順に上から下へ弛めていきます。このとき、各部位を意識して深く息を吸い、「松（ソーン）」と暗唱しながら息を吐いて、この部分を弛めます。

3

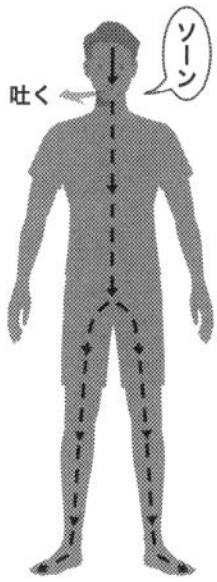

体の前面を意識しながら上から下に弛めていく

体の前面に1本の線を想定し、それぞれの線に沿って、前面＝顔面→首の前→胸部→腹部→太ももの前面→膝→すね→足首の前面→足指の順に上から下へ弛めていきます。このとき、各部位を意識して深く息を吸い、「松（ソーン）」と暗唱しながら息を吐いて、この部分を弛めます。

4

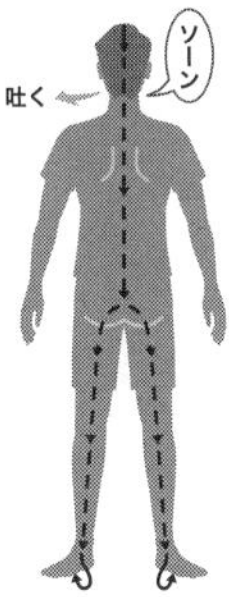

体の背面を意識しながら上から下に弛めていく

体の背面に1本の線を想定し、それぞれの線に沿って、背面＝後頭部→首の後ろ→背中→腰→太ももの後ろ→膝の後ろ→ふくらはぎ→足首の後ろ→足の裏の順に上から下へ弛めていきます。このとき、各部位を意識して深く息を吸い、「松（ソーン）」と暗唱しながら息を吐いて、この部分を弛めます。

5

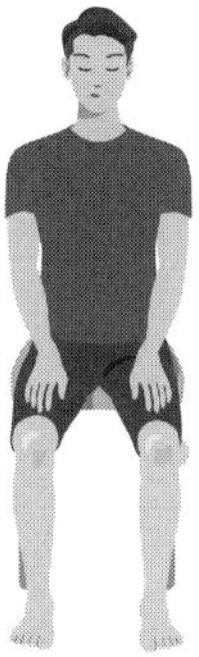

丹田に意識を集中

3つの線を弛めたら、3〜4分、丹田に意識を集中して終了。

これを3回繰り返します。

目が疲れる

会社でパソコン、通勤中はスマートフォン、家に帰ればゲームなど、一日中画面を見ているような人は想像以上に目を酷使しています。目がチカチカする、視界がぼやける、ピントが合いづらい、目が乾くといった症状を感じたことはありませんか。そんなときは、画面から目を離して「頤養功《いようこう》」を行なってみましょう。「頤養功」は「按摩功《あんまこう》」の一つで、呼吸を自然に繰り返しながら、眉間《みけん》と口もとをマッサージすることで目の疲れを癒します。手軽にできますので、仕事の合間や昼休みなどにぜひ目のマッサージをしてください。

頤養功

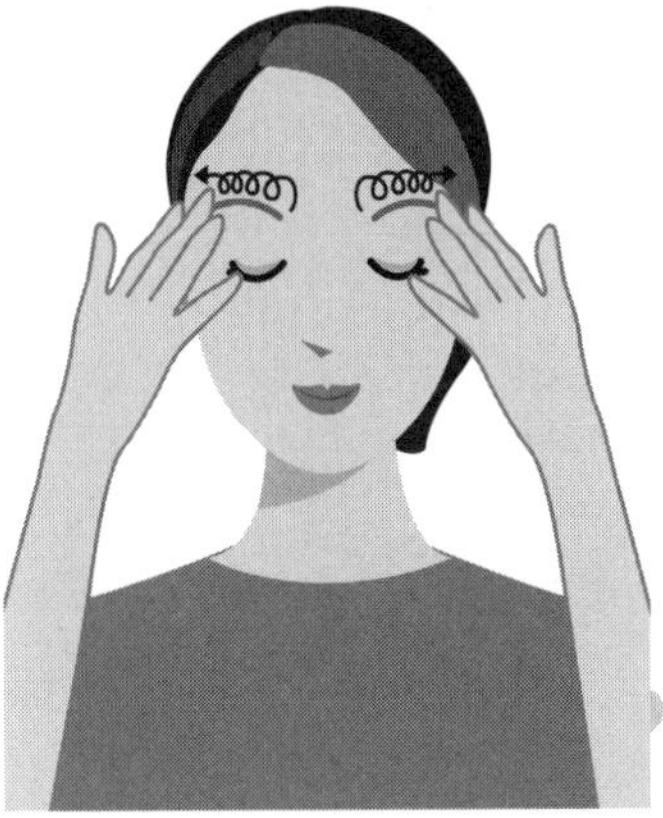

1

目の周りをマッサージ

人差し指、中指、薬指の3本で、左右それぞれ眉間から眉、こめかみまで、外に円を描いてマッサージします。

これを10回繰り返します。

2

口の周りをマッサージ

下唇の下から、鼻の下に向かって、口の周りに沿って円を描きながらマッサージします。

これを10回繰り返します。

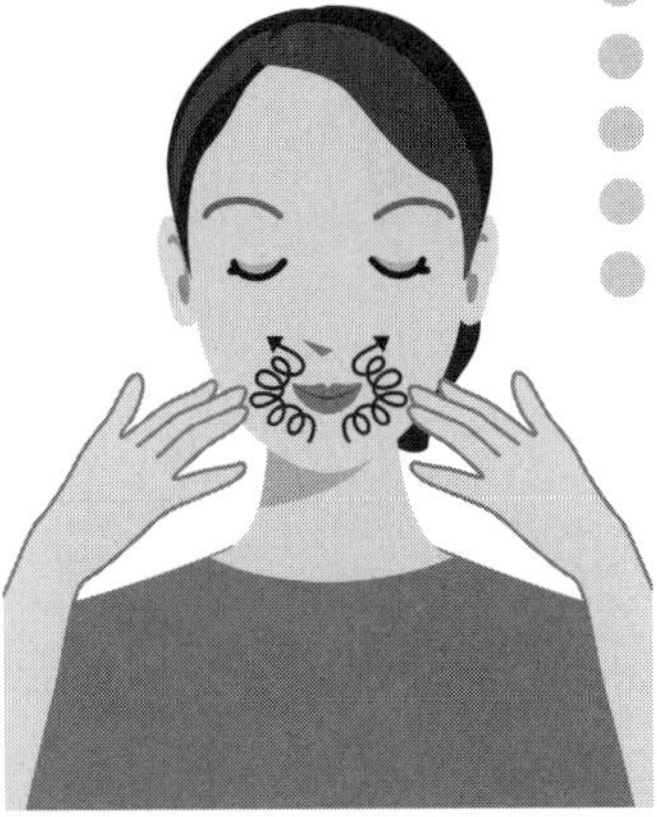

花粉症・鼻炎でうっとうしい

　ますます増えている花粉症。花粉が飛ぶ春は、天気予報で花粉注意報が流れるほどです。花粉症はスギ、ヒノキの花粉がアレルゲンとなって、鼻水、鼻づまり、くしゃみ、目の充血やかゆみなどの症状が出ます。この季節になると、都会ではマスクをした人たちであふれます。マスクで花粉を入れないという効果はありますが、原因は現代人の免疫力低下との関係ともいわれていますので、免疫のバランスを整えることが必要です。鼻炎の人は、鼻の粘膜を鍛えましょう。

　ここではそんな方のための「守竅《しゅきょう》呼吸法」を紹介します。

守竅呼吸法

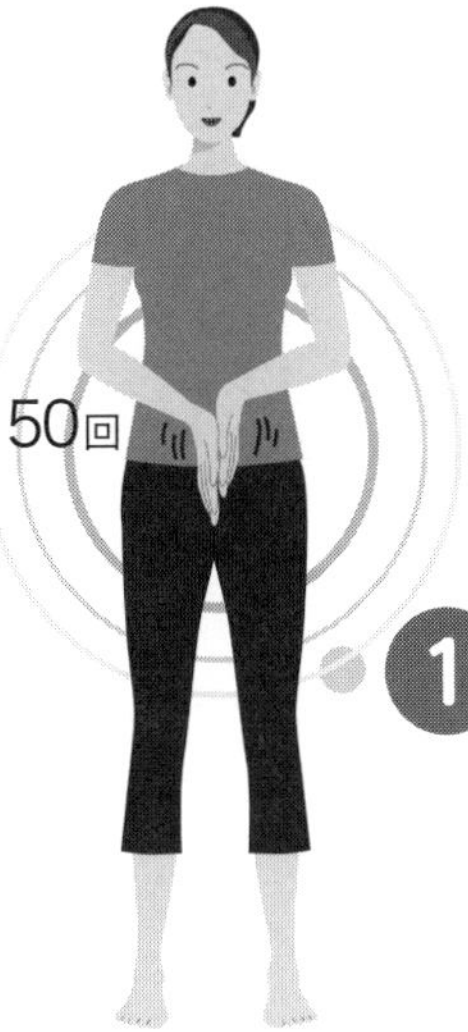

1

手のひらを50回こすり合わせる

両手のひらを50回ほどこすり合わせます。だんだん熱くなってきて、体のエネルギーが手のひらに集中しているようにイメージします。

2

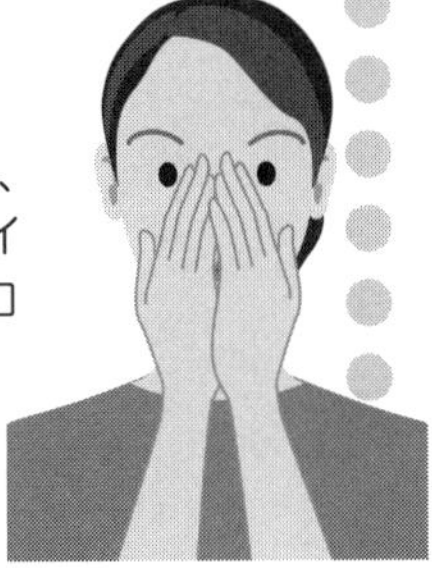

両手のひらを口と鼻にかぶせる

こすり合わせて熱くなり、エネルギーが集中したイメージの両手のひらを口と鼻全体にかぶせます。

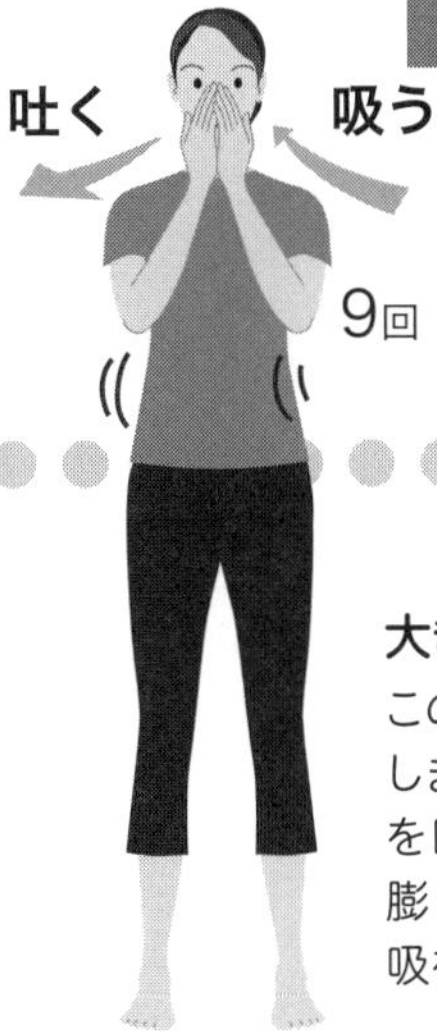

3

大きく呼吸する

この状態で大きく呼吸します。吸うときはお腹を凹ませ、吐くときは膨らませます。この呼吸を9回繰り返します。

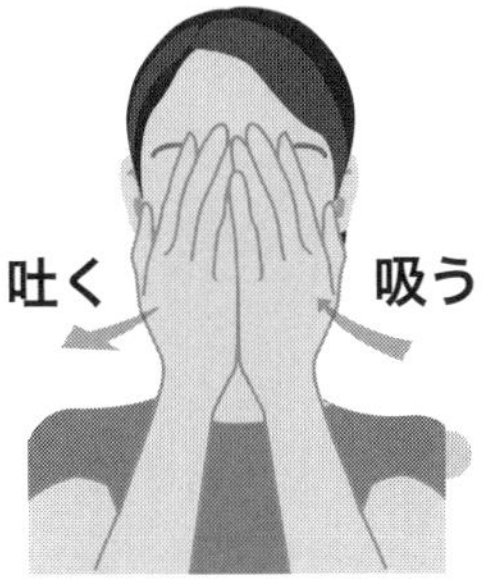

4

両手のひらを目にかぶせる

今度は両手のひらを目にもかぶせて、この状態で9回呼吸します。

ぜんそくで苦しい

ぜんそくは気管や気管支が炎症を起こして狭くなり、息苦しくなる病気で、アレルギーの一種でもあり、ホコリやダニなどがアレルゲンとなって発症するだろうとされていますが、正確な原因はわかっていません。排気ガスなど公害の影響もあるとされています。発作を起こすととても苦しく、薬で症状をおさめないと命にかかわる場合があります。持病の人はとくに注意が必要です。

まずは食事に気を配り、日常生活でできるだけストレスをためないようにしたいものです。そこで寝ながら行なう呼吸法「哮喘吐《こうぜんと》納功《のうこう》」を実践してみましょう。

哮喘吐納功

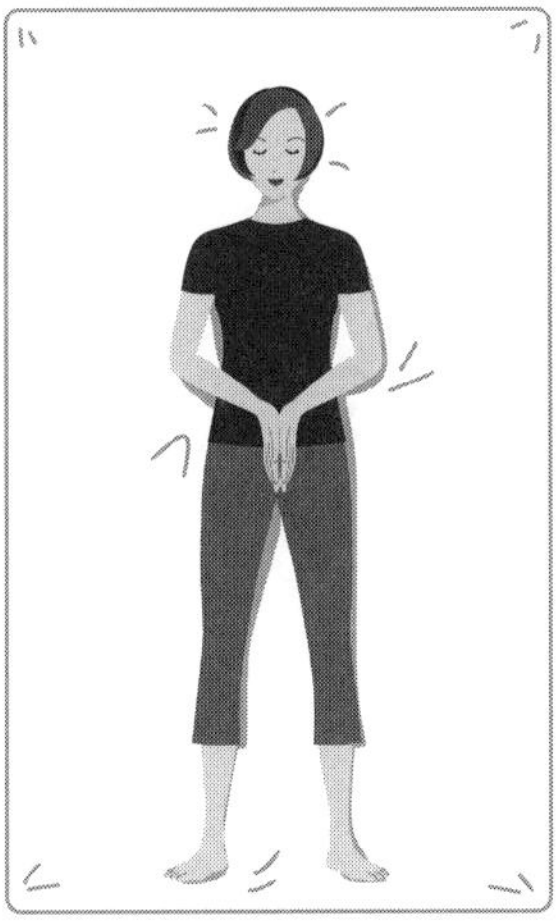

1

下腹に両手を置いて呼吸

仰向けに寝て、下腹の位置で両手のひらを合わせます。静かに息を吸い、下腹が凹むようにゆっくり吐きます。

2

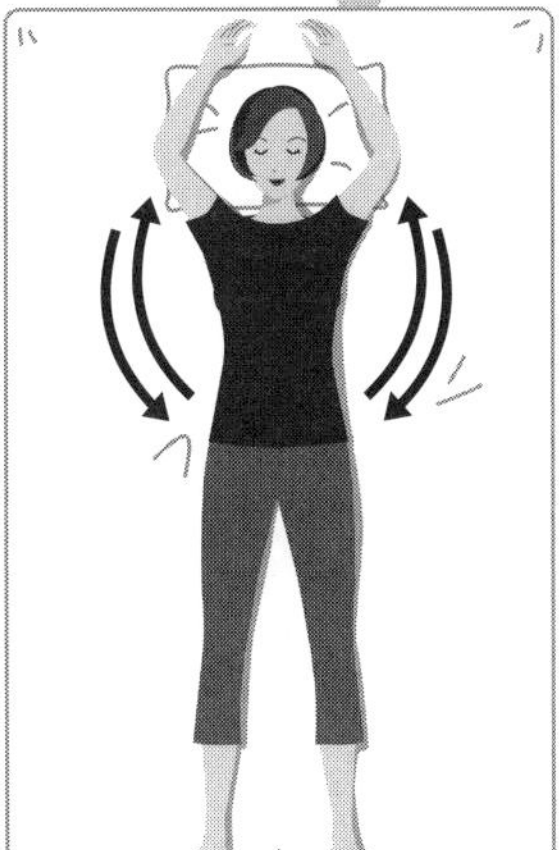

両手を頭の上に上げて下げる

息を吸いながら両手を側方から頭の上に上げ、口から吐きながら同じように側方から両手を元の位置に戻します。

3

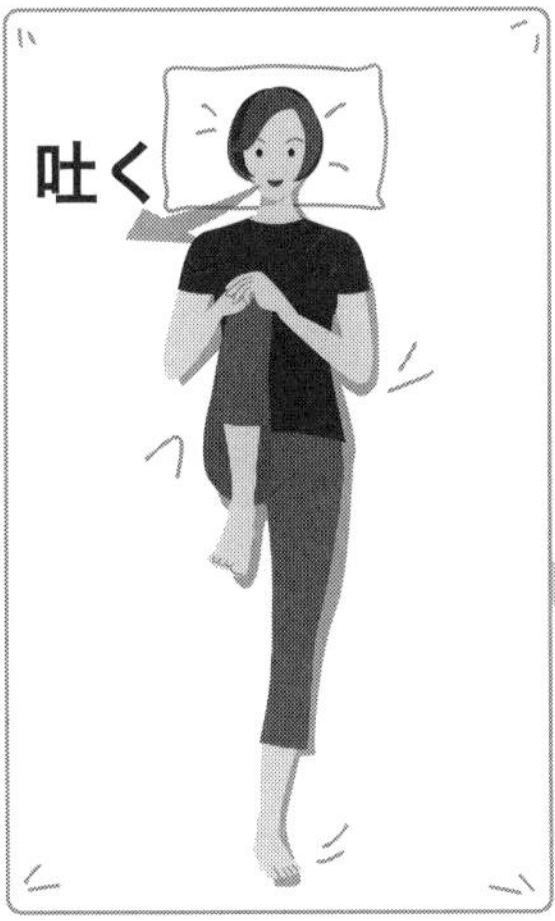

膝を抱えて息を吐く

両手を横一文字に伸ばして息を吸い、口から吐き出しながら右膝を曲げて両腕で抱え、息を吐き切ります。

おならやげっぷが出過ぎて困っている

おならやげっぷが出るのは副交感神経が優位になって、腸が活発に働き出すためで、決して悪いことではありません。ただ社会生活をおくっているものとしては場をわきまえなければなりませんし、あまりにも頻繁に出ると悩みになってしまいます。気になる人は、「坐禅」を組んでみてはいかがでしょう。本格的な「結跏趺坐《けっかふざ》」（左右の足の甲を反対側の足の太ももの上に乗せる座り方）ができなくても、普通の正座でかまいません。禅宗のお寺での座禅会に参加してみるのも気分転換におすすめです。もちろん、自宅でもできます。

坐禅

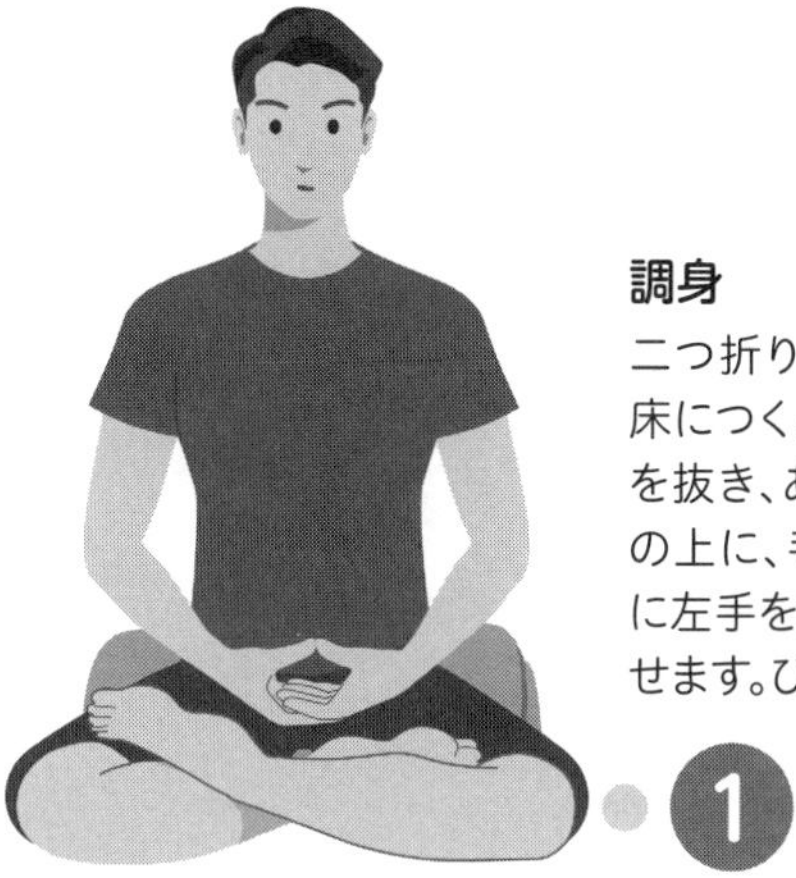

調身

二つ折りにした座布団に尻を乗せ、膝は床につくような形で足を組みます。肩の力を抜き、あごを引いてください。組んだ足の上に、手のひらを上に向けて右手の上に左手を重ね、親指どうしを軽くふれあわせます。ひじは体から少し離します。

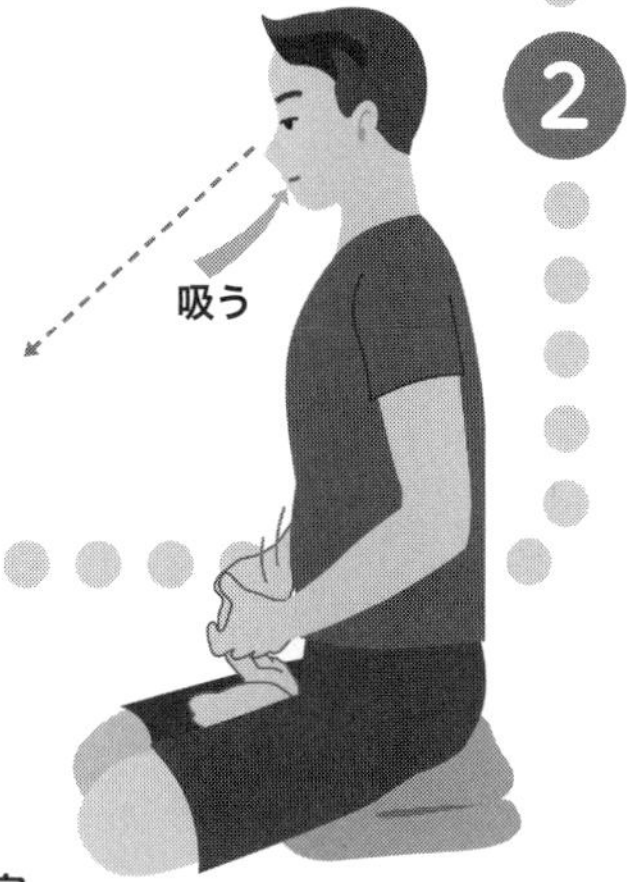

調息

目を半開きにして1メートルくらい先に視線を落とし、口を閉じて丹田を意識しながら鼻からゆっくり息を吐き、吐き切ったら、鼻から自然に息を吸い、お腹を大きく膨らませせます。

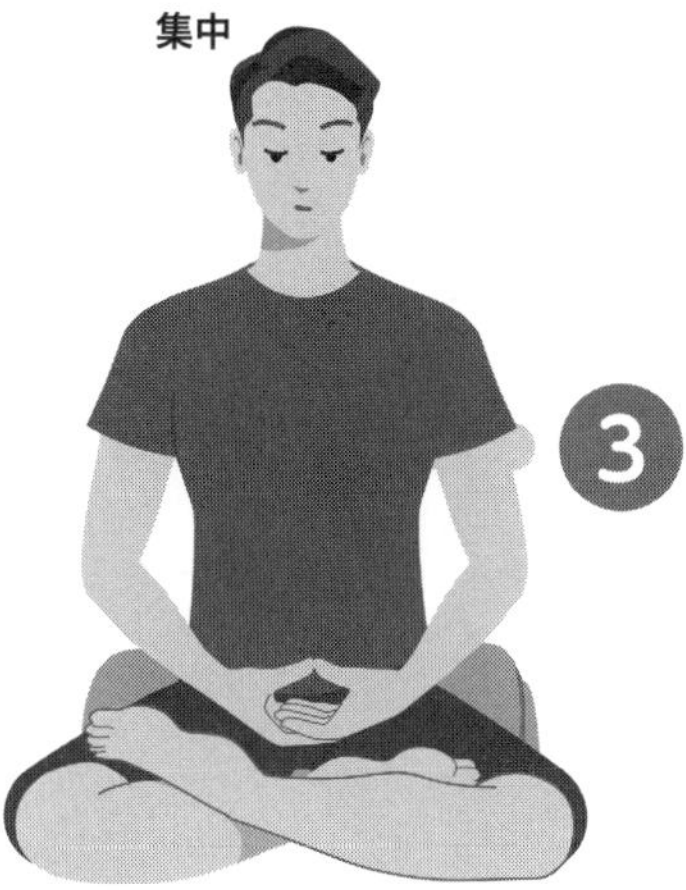

調心

雑念を払って何か一つのことに集中します。

15分くらいを目安に行なってください。

耳鳴りがおさまらない

キーンという金属音に似たような音や、重低音が鳴っているように感じるなど、実際にはない音を感じる状態を耳鳴りといいます。耳鳴りが続くとストレスになって眠れなかったり、イライラを引き起こしたりします。耳鳴りの背景には、重大な病気が隠れている可能性もありますので、長く続く場合は専門医に一度診てもらいましょう。同時に試してみたいのが「健耳功《けんじこう》」です。

「健耳功」は、耳の周辺の血行をよくして神経を調整し、耳鳴りの改善をめざす方法です。難聴にもよい影響を与えるといわれていますので、ぜひ続けてください。

健耳功

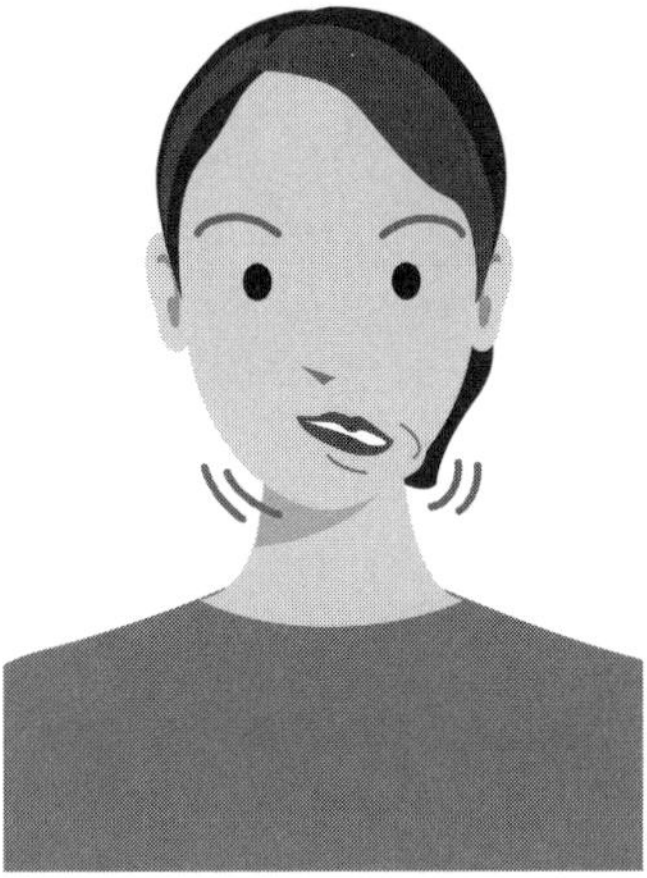

1

下あごを左右に動かす

上下の歯の間に少し隙間をあけた状態で口を閉じて、下あごを左右に18回ずつ動かします。

2

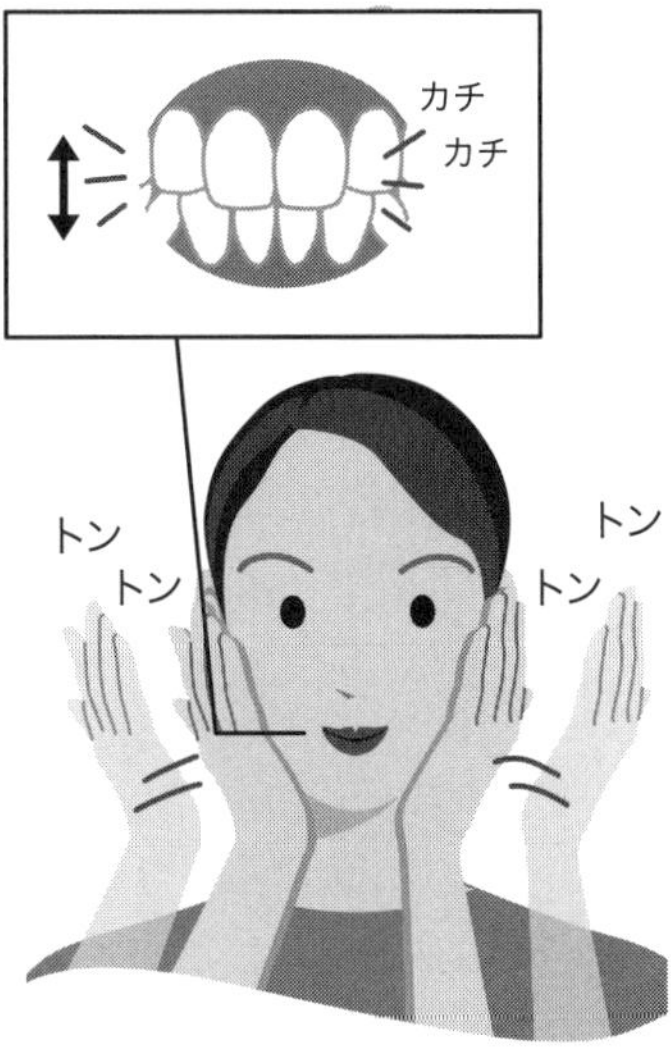

耳を軽くたたく

次に口を閉じたまま歯をカチカチとかみ合わせながら、両手の手のひらで、左右それぞれの耳を軽く100回ほどたたきます。

これを毎日、朝と夕の2回実践します。

首や肩の凝りがひどい

現代人のほとんどは、首や肩の凝りに悩んでいます。原因はストレスです。ストレスの多い現代の特徴とも言えます。とくにパソコンに向かって長時間作業をしている人に多いようです。緊張状態が長く続くことで筋肉が硬くなり、体のふしぶしが循環障害を起こし、凝りとなって痛みや不快感に襲われるのです。首や肩にかけて痛みだけでなく、しびれを感じることもあるでしょう。

こうした首や肩の凝りには、八つの動作を組み合わせた「八段《はちだん》錦《きん》の第四段」が最適です。第四段は、「見過ぎ、寝過ぎ、座り過ぎ、立ち過ぎ、歩き過ぎ」の五つの過労、「喜、怒、憂、思、悲、恐、驚」の七つの感情で心身が傷つく〝五労七傷〟を癒すと言われています。凝りは心身の過労によるものなので、これを取り除くための呼吸法が第四段なのです。

八段錦の第四段

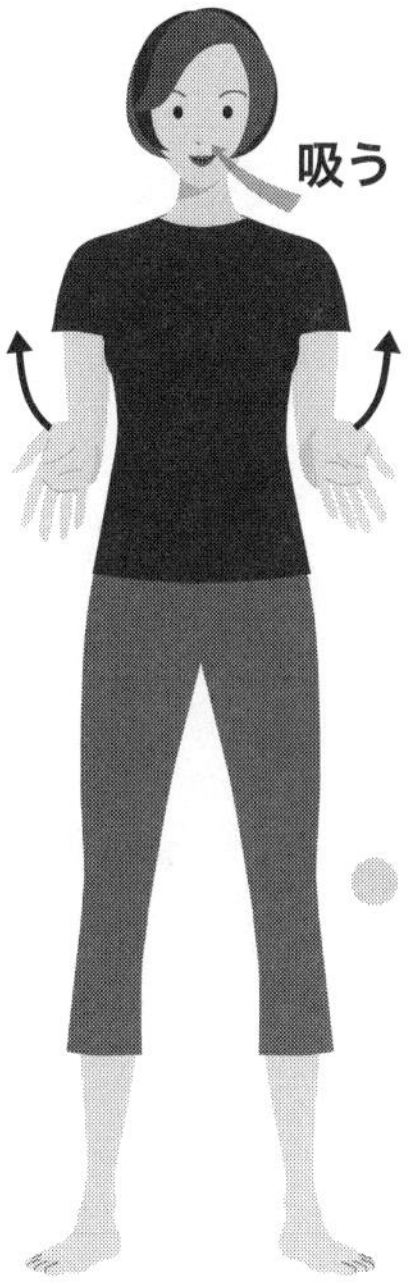

息を吸いながら両手を持ち上げる

両足を肩幅に開いて立ち、息を吸いながら両手を体の前へ持ち上げます。

1

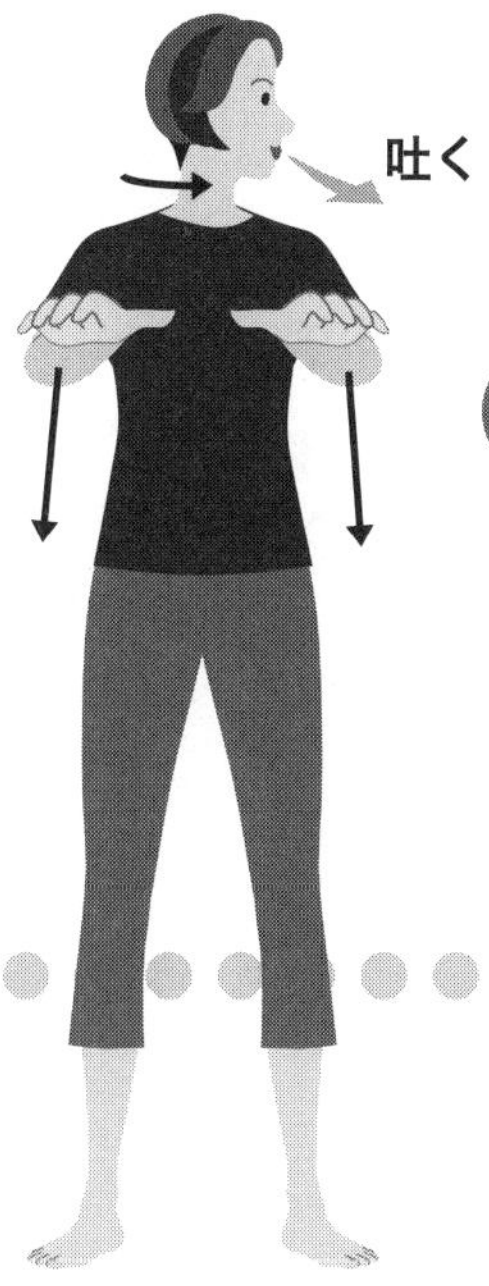

2

手を下ろし、息を吐きながら、顔を左に向ける

肩の高さまで両腕を上げたら、手のひらを下に向けて、息を吐きながら手を下ろしていきます。そして顔を左に向けていきます。

首や肩の凝りがひどい

八段錦の第四段

3

視線を後ろへ向ける

手を下ろしたら、視線は
さらに後ろへ向けます。

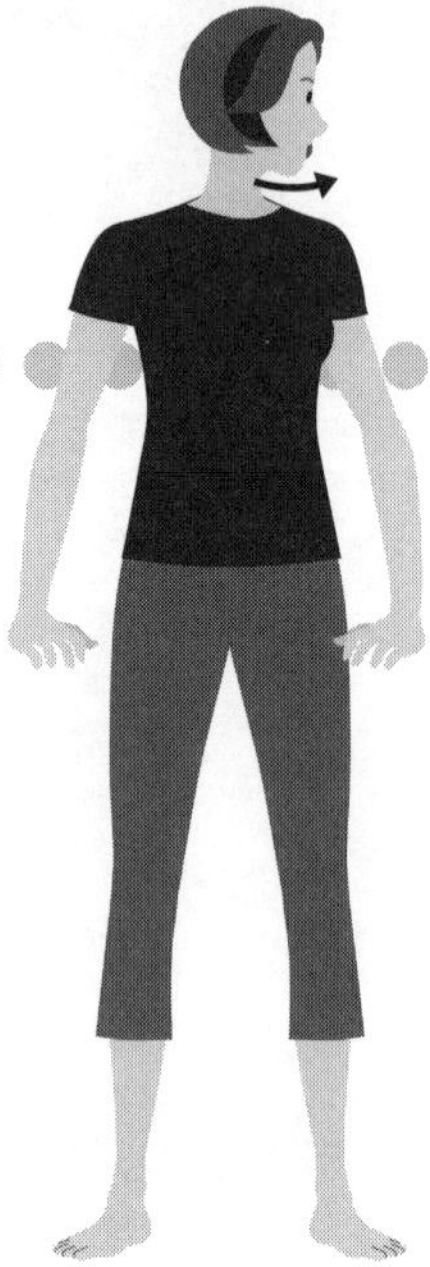

4

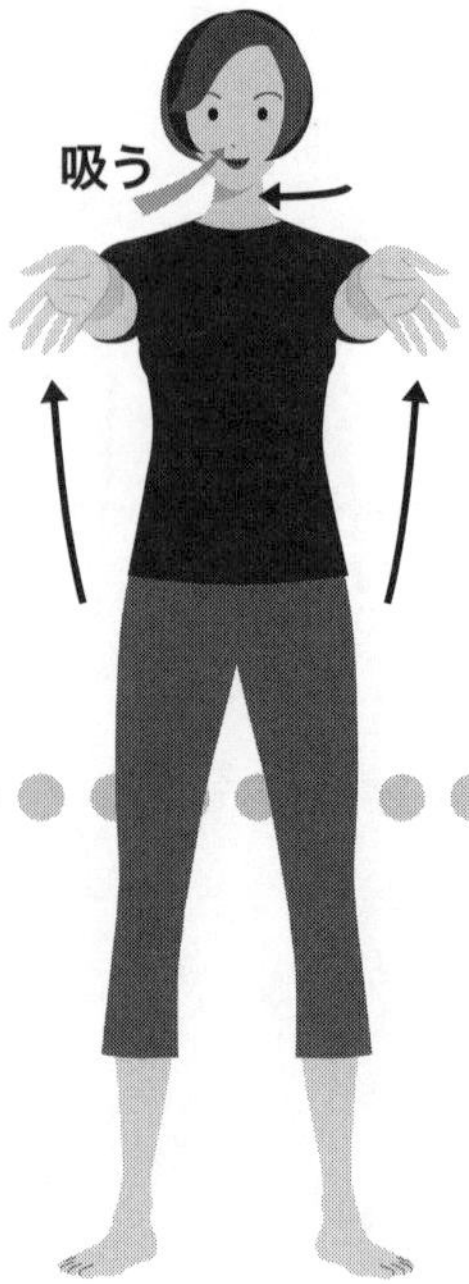

両手のひらを前に向け、伸ばす

下ろした両手のひらを再び前に向けます。息を吸いながら、両手を前方に伸ばし、肩の高さまで上げながら顔をゆっくり正面に戻します。

顔を右に、視線はさらに後ろに

息を吐きながら手のひらを斜め下へ下ろしていき、今度は顔を右に向けて真横で止め、視線はさらに後ろを見ます。

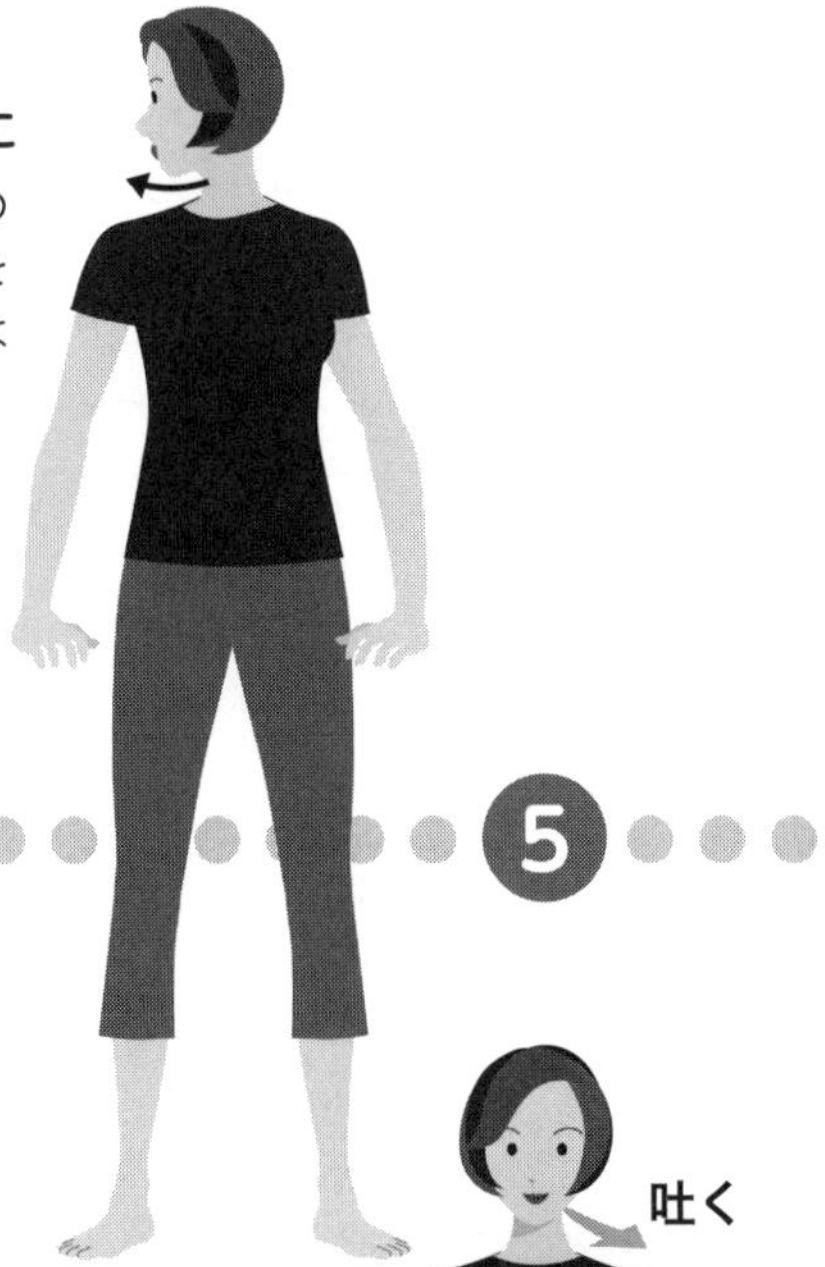

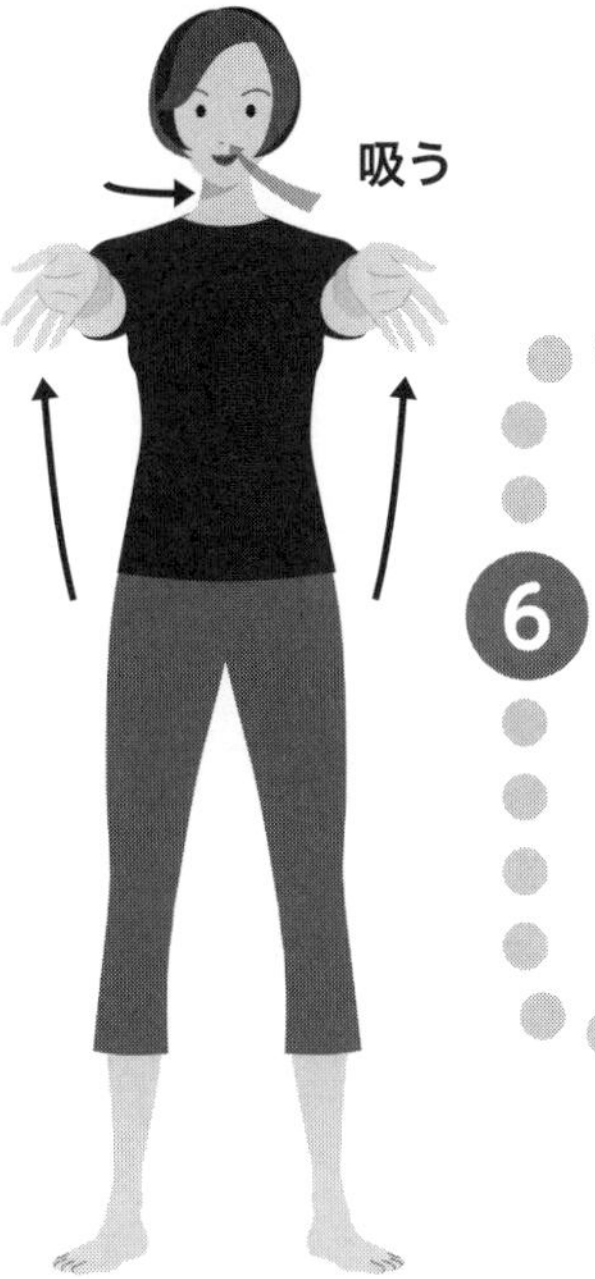

再び両手のひらを前に向け、伸ばす

④と同じく、下ろした両手のひらを再び前に向けます。息を吸いながら、両手を前方に伸ばし、肩の高さまで上げたら顔をゆっくり正面に戻します。

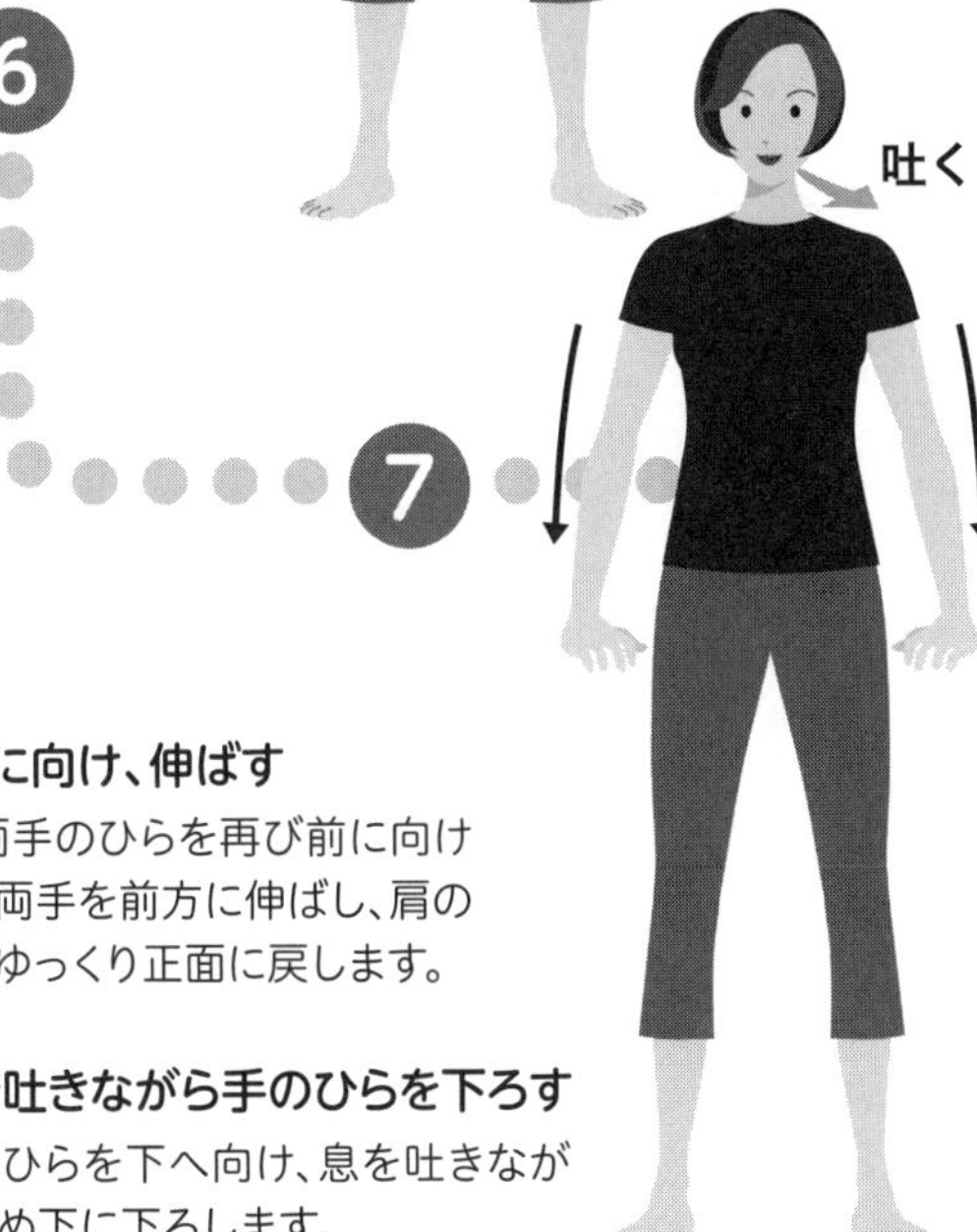

息を吐きながら手のひらを下ろす

手のひらを下へ向け、息を吐きながら斜め下に下ろします。

五十肩で肩が上がらない

歳をとってくると長年の摩擦で消耗した肩の筋肉が炎症を起こしたり、傷ついたりして、腕を上げられないほどの激痛を伴うこともあります。ちょうど五十歳くらいで、痛みが出始める消耗具合になる例が多いことから、五十肩といわれます。老化の兆候です。体の冷えも原因となり、肩が冷えると、血行が悪くなり、筋肉も硬くなるので、そんなときに肩に負担をかけると、肩の組織が傷ついてしまうことになります。薬を飲むのもいいでしょうが、薬の効果が消えたら、また痛くなってしまいます。お風呂で肩を温めて、ゆっくり腕を左右に振ることでこわばりがとれてきます。そのときに、「亀形」という呼吸法をやってみてください。動きに合わせて深い呼吸をすることで、効果が高まります。

亀形

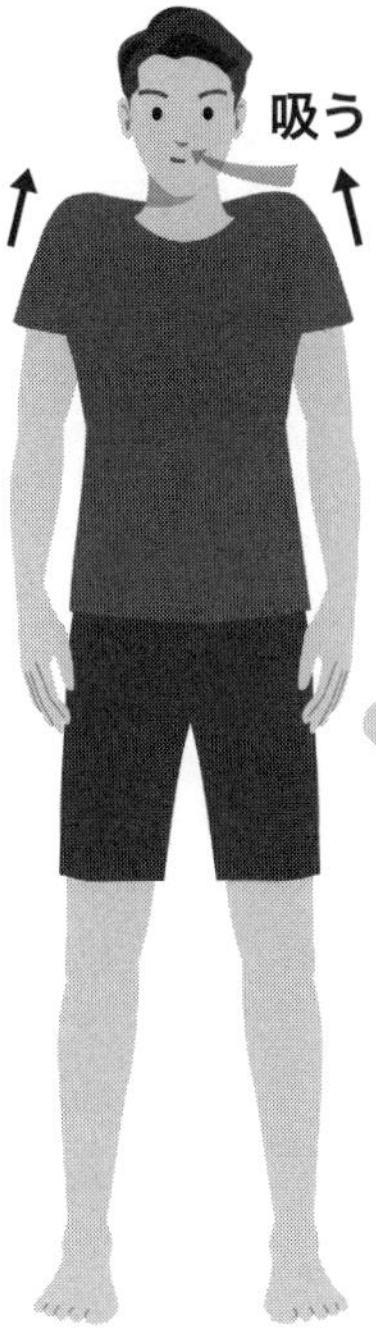

1

亀のように首をすぼめる

息を吸いながら、亀が首をすぼめるように肩をいっぱいに引き上げます。

2

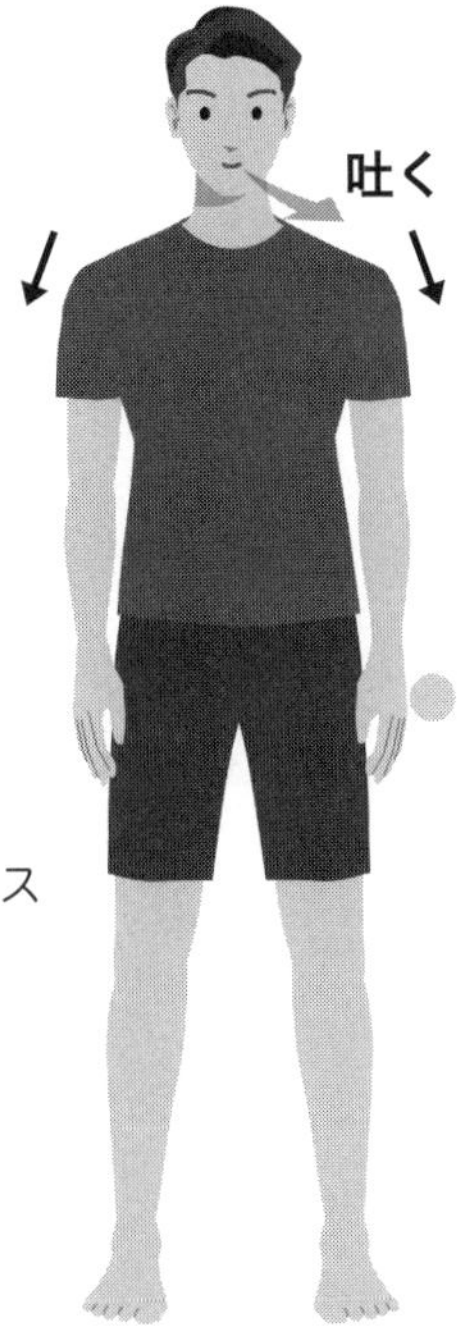

肩をすとんと落とす

息を吐きながら、首や肩がリラックスするようにすとんと落とします。

これを3回行ないます。

女性特有の悩み

生理前や出産後は、精神的に不安定になりやすい時期です。気分転換にどこかに出かける余裕がないときは、「調和道丹田呼吸法」の「大振息《だいしんそく》」でリフレッシュしましょう。お腹を左右にリズミカルに動かしながら行なうのが特徴で、生理前や産後に起こりやすい背中の凝り、腰痛、便秘にもいい影響があります。座ったまま、どこでもできるので、忙しい人向きです。仕事や家事、育児の合間に気軽にやってみてください。

大振息

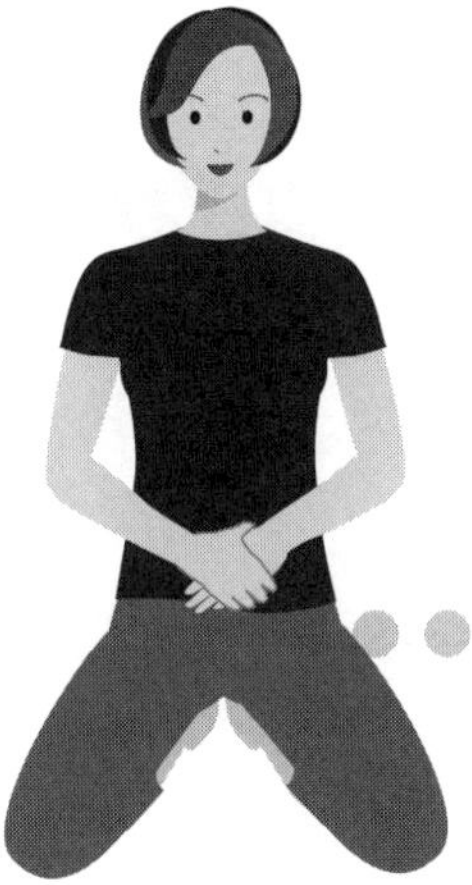

1

両手を下腹の前に

膝を肩幅に開いて座り、右手で左手の甲をつつむようにして、下腹の前に持ってきます。

2

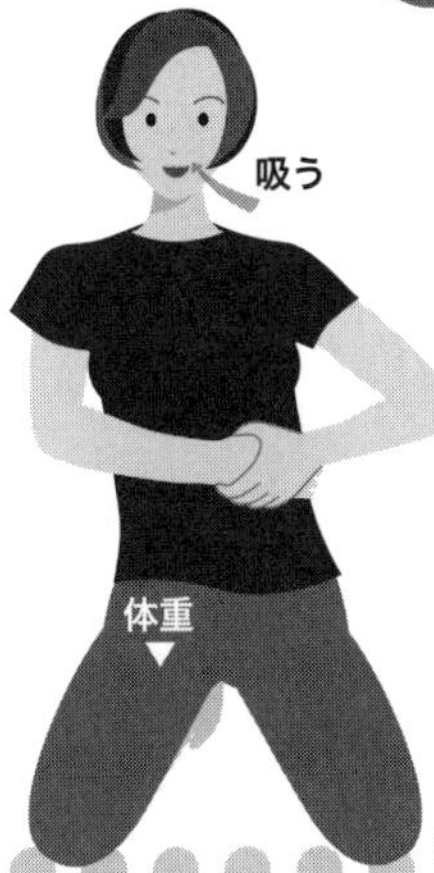

手を左に振りながら息を吸う

重ねた手を左に振りながら息を吸います。このとき、体重は右臀部にかけます。

3

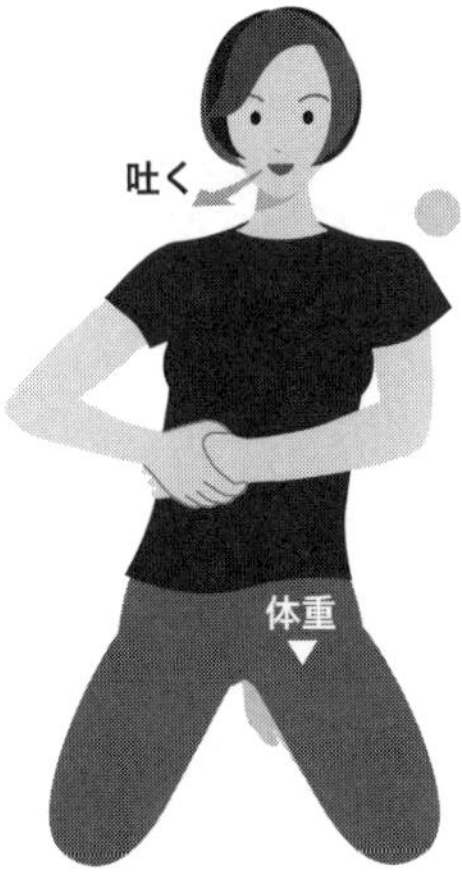

右に左に手を振りながら息を吐く

息を吐きながら、組んだ手を右に、体重は左臀部に。次にまた吐きながら手を左に、体重は右臀部に。そしてもう一度吐きながら手を右に振りながら、体重は左臀部に。つまり1回吸って3回吐くことになります。

これを12回行ない、腕を太ももの上に戻します。

次に右から同じ動作を12回行ないます。

女性の美肌のために

いつまでもみずみずしい、ハリのある肌でいたい。そんな女性のための美肌作り、アンチエイジングにおすすめしたい呼吸法が、「宮廷二十一式呼吸法」です。中国の清の時代の王室に伝えられた功法で、文字どおり、二十一の動作があるのですが、その中から、経路を刺激して腎経を整える、つまり腎臓を強化する「補腎強身《ほじんきょうしん》」をやってみましょう。中国医学でいう腎とは、五臓六腑で作られた精気を保存し、全身の臓器や組織に滋養を与えるという重要な働きを持っています。体の秩序を回復する呼吸法ですので、体中のほてり、のぼせ、疲労感、イライラなど更年期障害の症状緩和にも役立ちます。

足を床につけるとき、足裏の「湧泉《ゆうせん》」（第二指の骨のくぼみにあるツボ）を刺激するように意識してください。

宮廷二十一式呼吸法の補腎強身

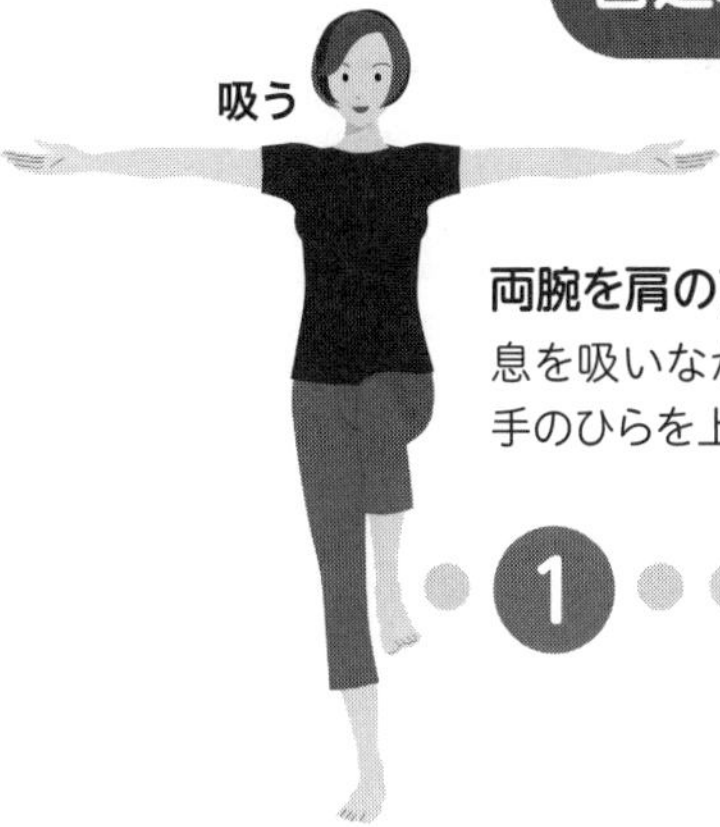

両腕を肩の高さに上げ、左膝を上げる

息を吸いながら肩の高さまで左右の腕を上げ、手のひらを上に向け、同時に左膝を上げます。

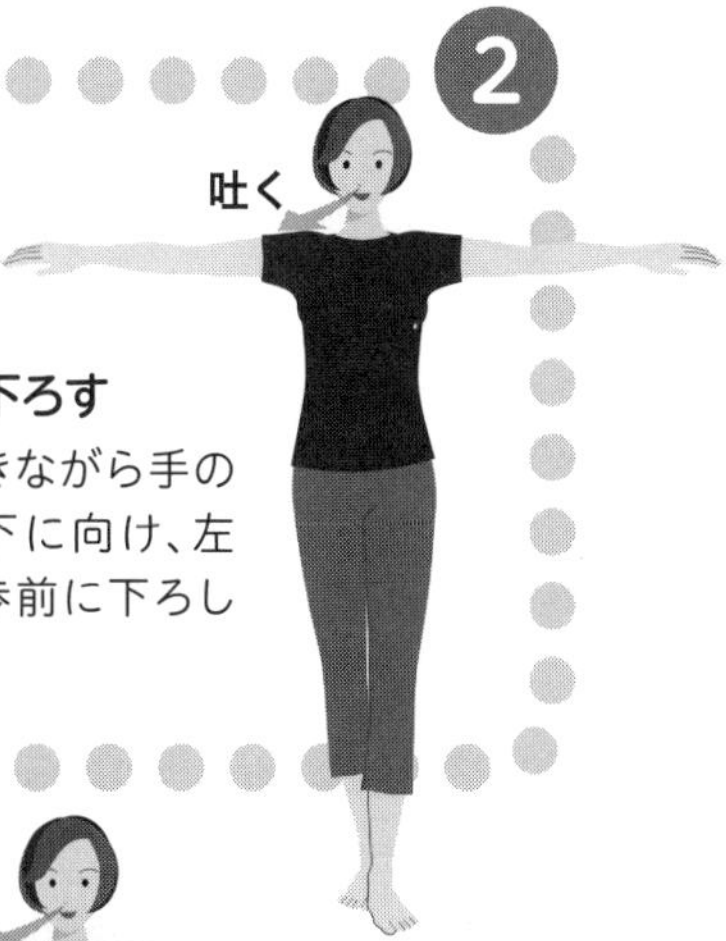

左足を下ろす

息を吐きながら手のひらを下に向け、左足を１歩前に下ろします。

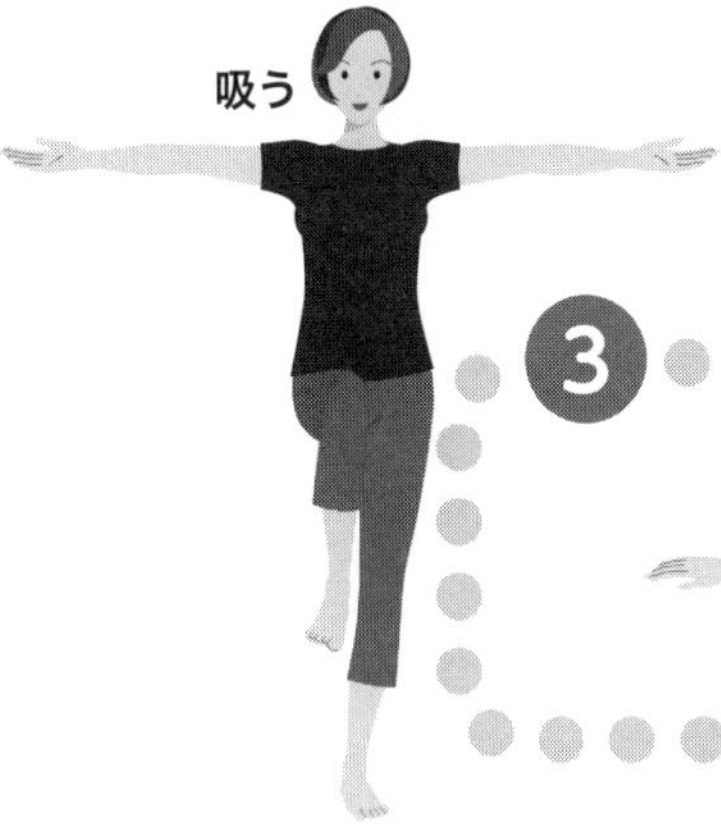

息を吸いながら、右膝を上げる

息を吸いながら、ふたたび手のひらを上に向け、今度は右膝を上げます。

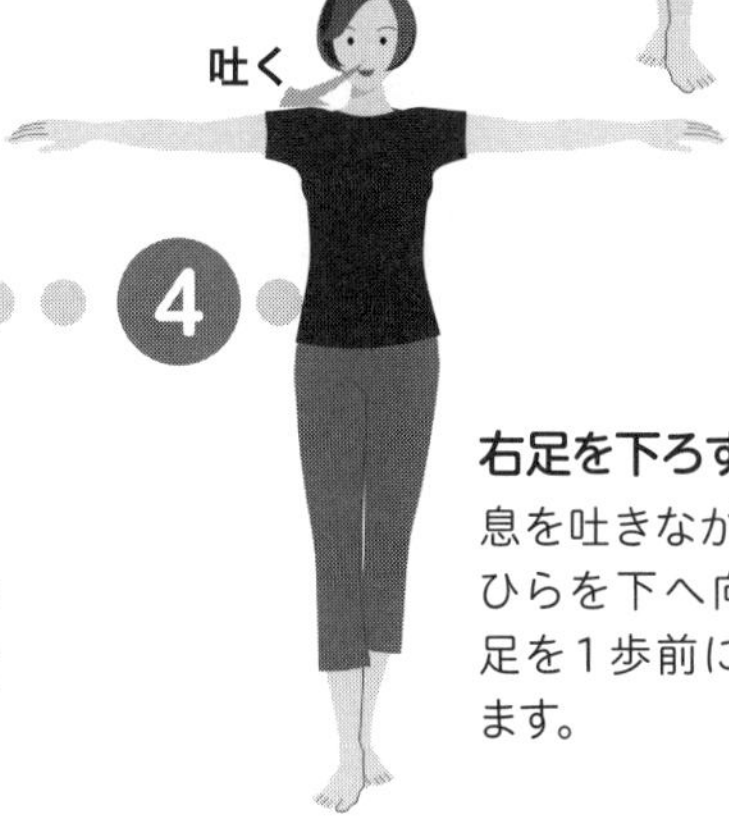

右足を下ろす

息を吐きながら手のひらを下へ向け、右足を１歩前に下ろします。

便秘でつらい

三日以上排便がない場合は便秘と思っていいでしょう。生活習慣の乱れやストレスで腸の働きが悪くなって、便秘になりやすくなるのですが、腸は老廃物が溜まりやすく、さまざまな病気の原因になるので早めの対策が肝心です。排便は体の秩序を乱す原因物質（エントロピー）を吐き出す重要な行為です。

食生活は乱れていませんか。食事では食物繊維を多く摂るように心がけましょう。

呼吸法は、横隔膜や腹筋の動きによって腸がマッサージされて血流がよくなる「調和道丹田呼吸法」の「小波浪息《しょうはろうそく》」で、ストレスによる気の流れの悪さを解消しましょう。

小波浪息

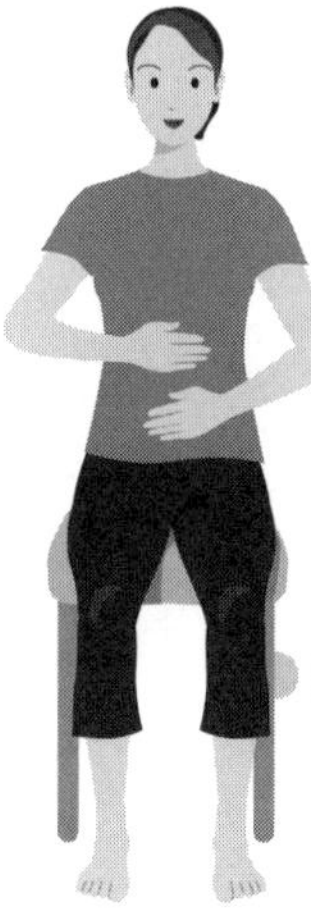

1 両手を腹部に当てて息を吸う

椅子に浅く腰かけ、膝を肩幅に開き、右手をみぞおちに、左手を下腹部の丹田に当てて、背筋を伸ばしながら大きく息を吸います。

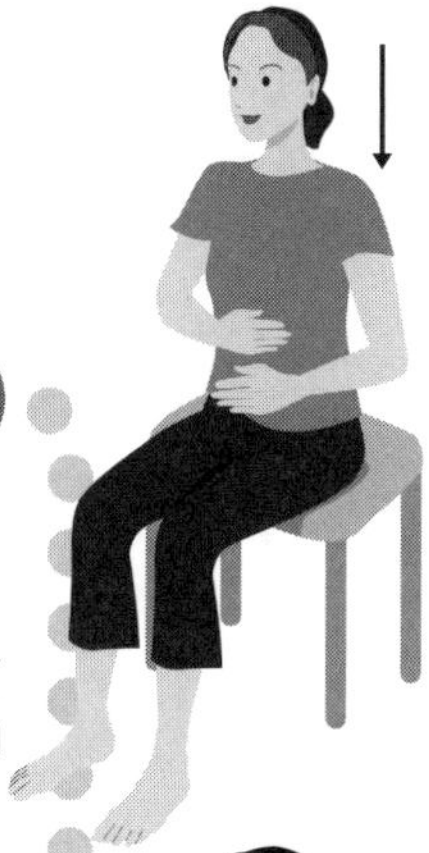

2 上半身を骨盤に向かって落とす

みぞおちを弛めて上半身を骨盤に向かって落とします。

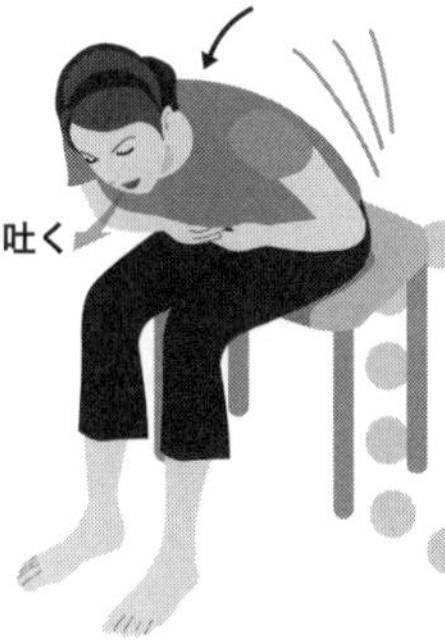

3 上半身を前傾させながら、息を吐き切る

息を吐きながら上半身を前傾させていきます。みぞおちのくびれが深くなり、右手のひらはこれについていくような気持ちです。

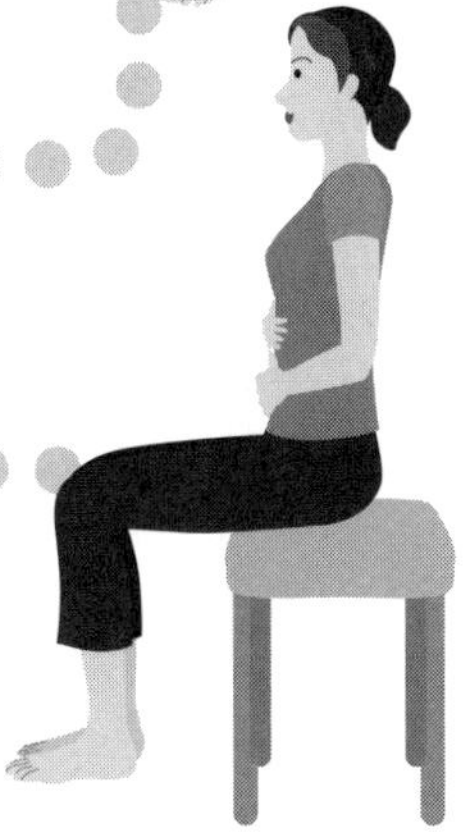

4 上半身を伸ばし、息を吸う

前傾していた上半身を伸ばすようにして息を吸います。

これを12回繰り返します。

メタボで腹の贅肉がすごい

最近、お腹が出てきたなと感じている人、健康診断でメタボリックシンドロームと診断された人。基本的な原因は食べ過ぎでしょう。ストレスが多いと食べ過ぎになりがちですし、現代人は運動不足気味なので、カロリーを摂り過ぎると余ったエネルギーが脂肪として体内に蓄えられ、お腹の贅肉《ぜいにく》になってきます。規則正しい生活と適度な運動で太り過ぎないようにしたいものですが、わかってはいるけどなかなかできないという人が多いのではないでしょうか。そんな人は、せめて胃腸を整える「八段錦の第一段」の呼吸法を実践してください。胃腸が整えば、適度に脂肪を燃焼してくれるようになりますので、贅肉も落ちてきます。ただし、ガリガリ体型になる必要はありません。人間にはある程度の贅肉は必要なのです。

八段錦の第一段

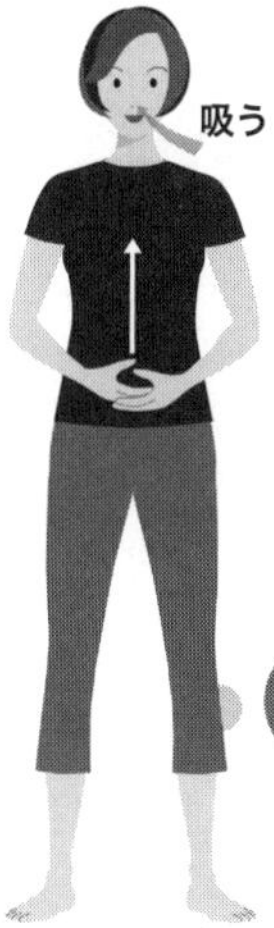

1

手のひらを上にして息を吸いながら上げる

両足を肩幅に開き、両手の手のひらを上にしてお腹の前で軽く組み、息を吸いながら腕を上げていきます。

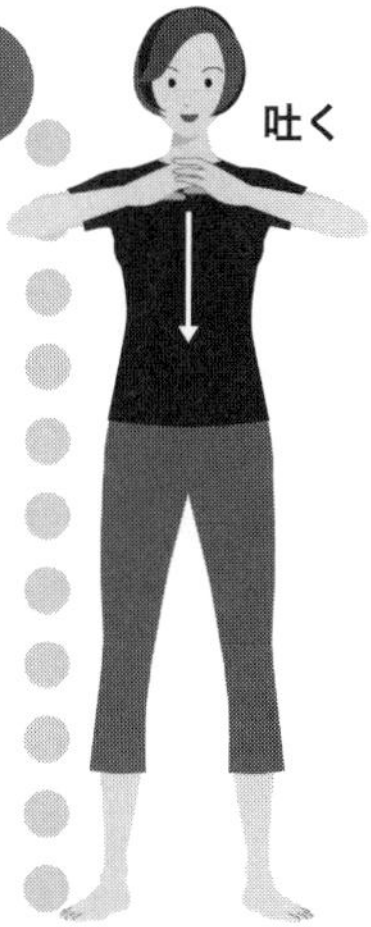

2

手のひらを返し腕を下ろす

肩の高さまできたら手のひらを返し、息を吐きながら、おへその位置まで戻します。

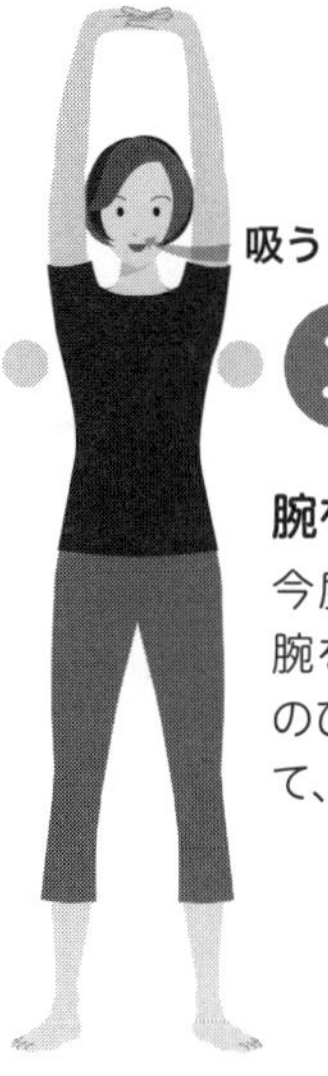

3

腕を頭上に上げる

今度は息を吸いながら両腕を上げ、顔のあたりで手のひらを返して上を向かせて、頭上に伸ばします。

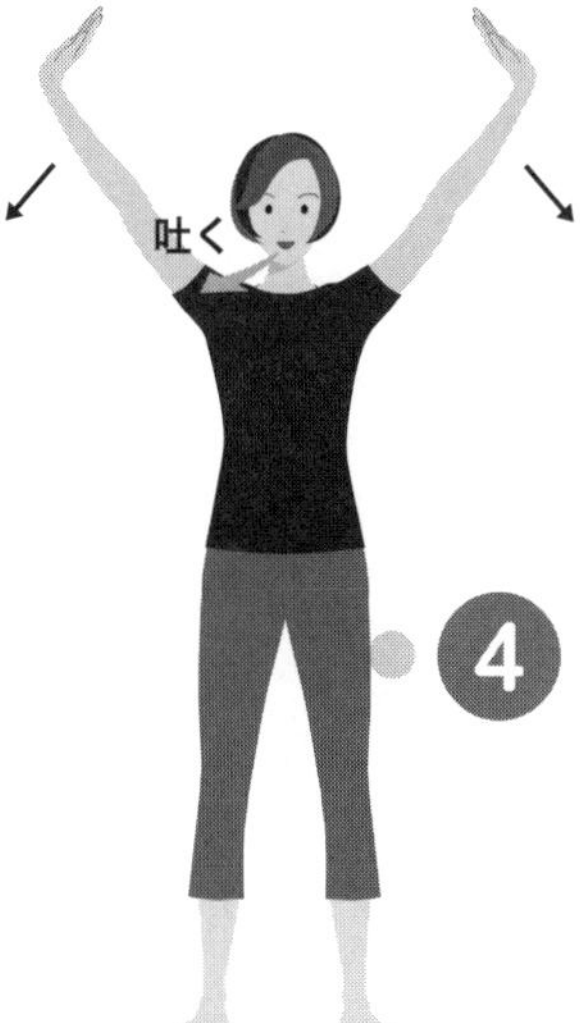

4

両手を左右に下ろす

両手をほどき、息を吐きながら、ゆっくりと左右に下ろし、元の姿勢に戻ります。

いつも疲労感がある、体がだるい

別に病気ではないのに、なぜか体がだるい、体が重く感じる、動きが鈍い。歳をとってくるとそんな感覚を味わうことが多いのですが、年齢が若くても、対人関係でストレスが溜まったり、深夜までの残業が続いて過労状態になってくると、だるさや疲労感を感じてきます。体がだるいという症状は、肝機能が悪いときに出ますし、低血圧や貧血が原因であることも考えられますので、長期間続く場合は医療機関で検査してもらいましょう。とくに内臓に異常がないなら、疲労の蓄積、睡眠不足、生活の乱れなどによる気の不足や滞りが原因と考えられます。このような場合は、「調和道」の「緩息《かんそく》」という呼吸法で、心身をリラックスさせ、体の秩序を回復させましょう。吸って吐くを繰り返すだけの最もシンプルな呼吸法です。

緩息

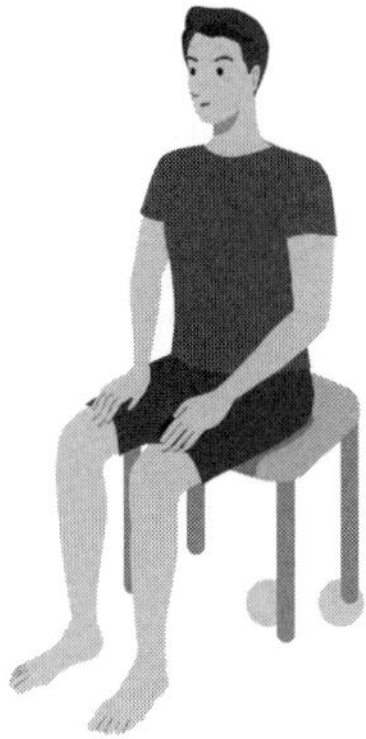

1

背筋を伸ばして重心をおへその下に置く

椅子に座り、肩の力を抜いて重心をおへその下に置くようなイメージで、背筋はゆったりと伸ばします。足は自然に開いた状態で、両手は太ももの上に置きます

2

伸び上がりながら息を吸う

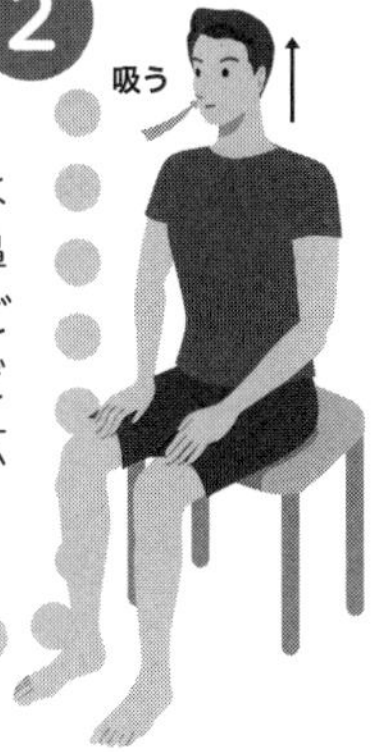

天に向かって少し伸び上がるような気持ちで、2〜3秒かけて鼻から息を吸います。この場合、ごく自然にやってみると、それほど極端ではありませんが、胸は広がり、腹部はやや凹みます。

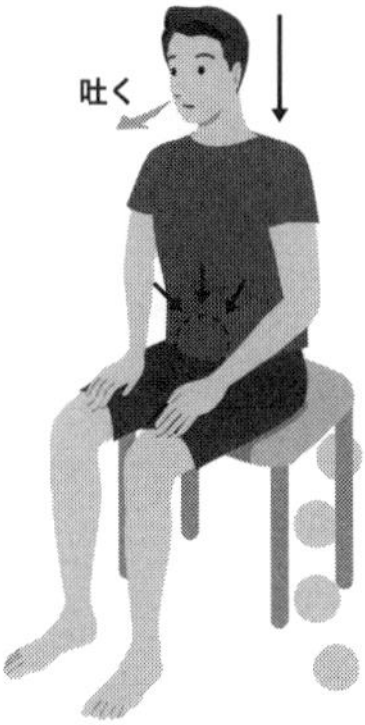

3

上半身が沈むような気持ちで息を吐く

全身の力を抜いて、伸び上がった上半身が骨盤に向かって沈むような気持ちで、2〜3秒かけて鼻から息を吐きます。伸びたアコーディオンが縮むイメージです。息を吐きながら、上半身のエネルギーがへその下の丹田に向かって流れ込むイメージをして、丹田という空間をはっきり意識します。②と③をもう一度繰り返します。

4

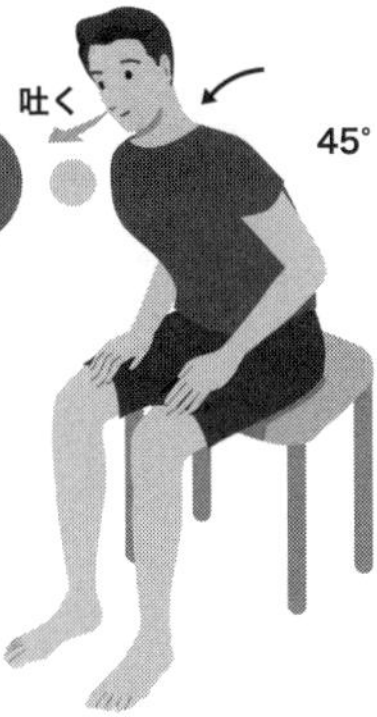

前傾しながら息を吐く

吸うときは②と同じですが、吐くときに上半身を少し前傾します。45度くらいをイメージして、4〜5秒かけて、ゆっくりと吐きます。

腰痛が慢性化している

膝、肩と並んで、腰痛は日本人に多い症状です。とくに歳をとるほどに、腰痛持ちは増えてきます。長年使用してきたことで軟骨が消耗し、脊椎間狭窄症になっていることがありますが、原因がよくわからない腰痛も多いようです。

複数の動作を組み合わせて、自分で全身の按摩を行なう気功法である「按摩功」の中に、「腰を回す」というのがあります。自然に呼吸を繰り返しながら、腰を回転させることで腰部の疲労や痛みをとり、同時に腹部の内臓にもよい影響を与えるといわれ、腰痛に効果が期待できます。腎疾患にも有効とされています。

按摩功（腰を回す）

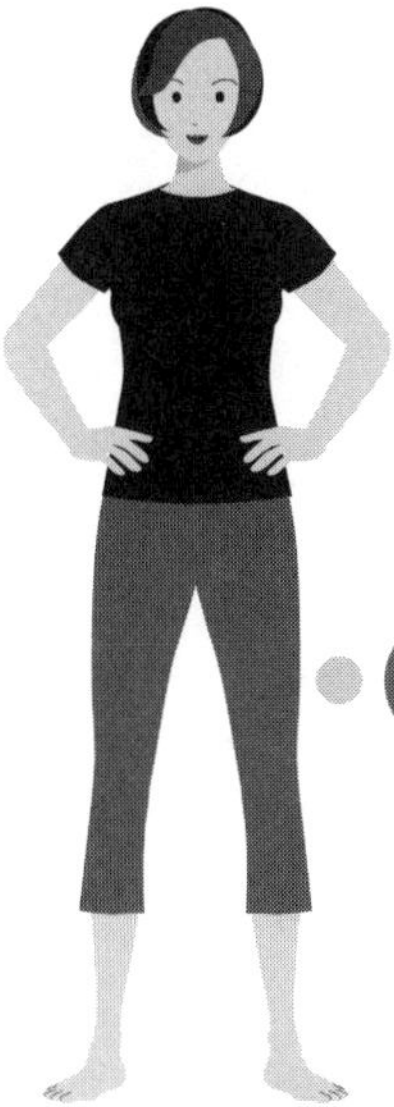

1

両手を腰に当てて立つ

両足を肩幅より少し広めに開き、両手を腰に当てて立ちます。

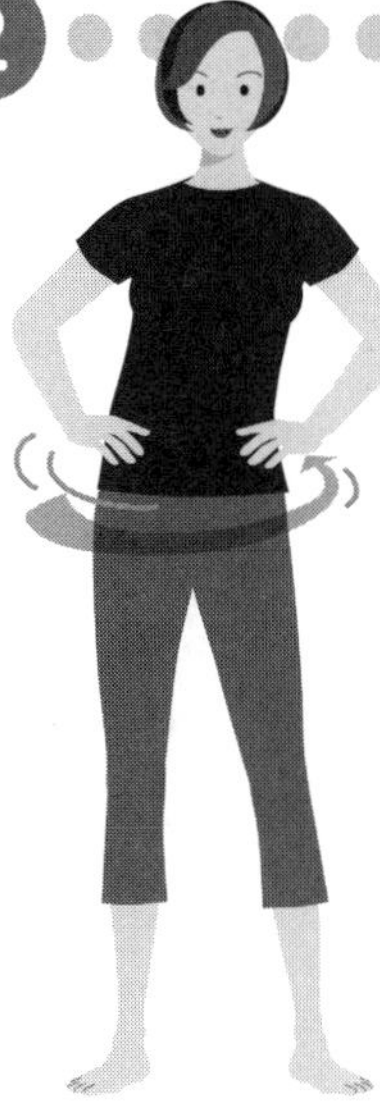

2

左前から右後ろに腰を回転

上半身の力を抜き、腰を左前から右の後ろに向かってゆっくりと10回、回転させる。

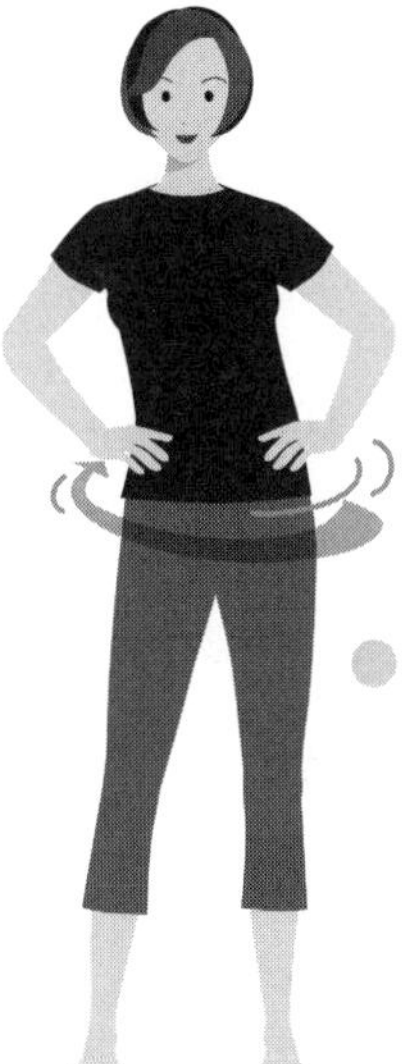

3

右前から左後ろに回転

右前から左後ろに向かって同じように腰を10回、回転させる。

足腰の衰えを感じる

階段や坂道を上がるのがつらく、休憩をしないと難しい。太ってきて、体の重さをずっしり感じる。こんな経験はありませんか。

老化によって筋肉が衰え、足腰が弱っていくのは仕方のないことではあります。だからといって何も対策を講じなければ、ますます足腰が弱くなっていく一方です。そう思って、毎朝散歩したり、休日にジョギングをしている人も多いでしょうが、そのときに併せて行なっていただきたいのが、「転身照踵《てんしんしょうしょう》」という呼吸法です。

これは運動を司《つかさど》る経路を活性化する効果があります。

転身照踵

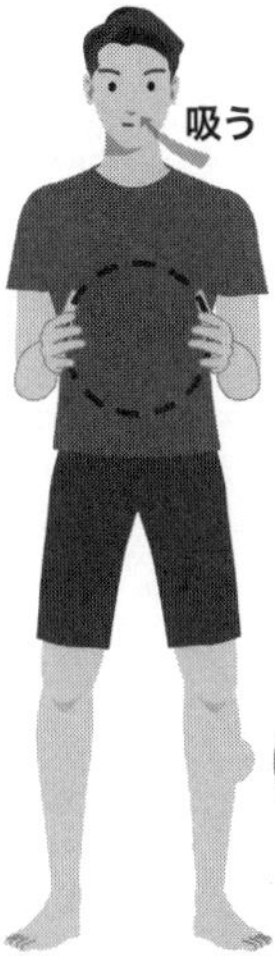

1

体の前でバスケットボールを持つイメージ

膝を大きく曲げ、バスケットボールくらいの球を体の前に持つようなイメージで立ち、息を吸います。

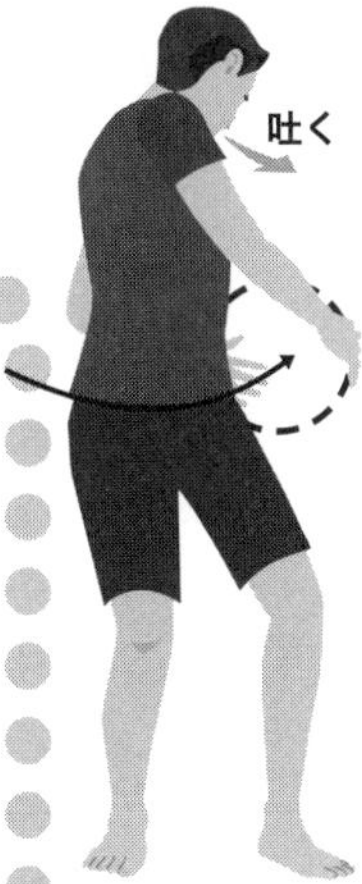

2

体を90度回転させ右かかとをのぞき込む

息を吐きながら体を左に90度回転させ、左足のかかとを上げて、右足のかかとをのぞき込みます。

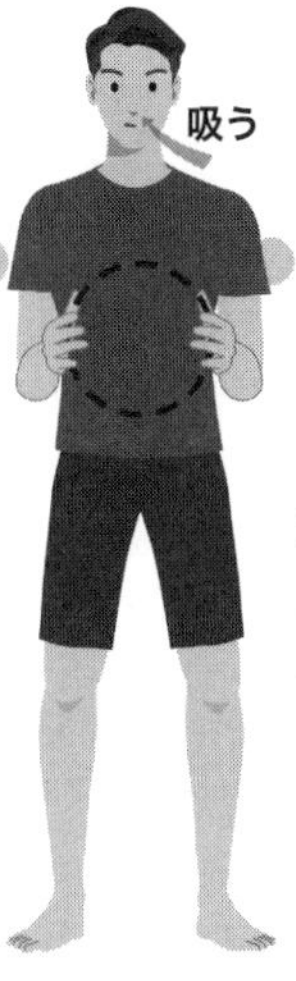

3

元の姿勢に戻る

息を吸いながら、体の力を弛めて①の姿勢に戻ります。

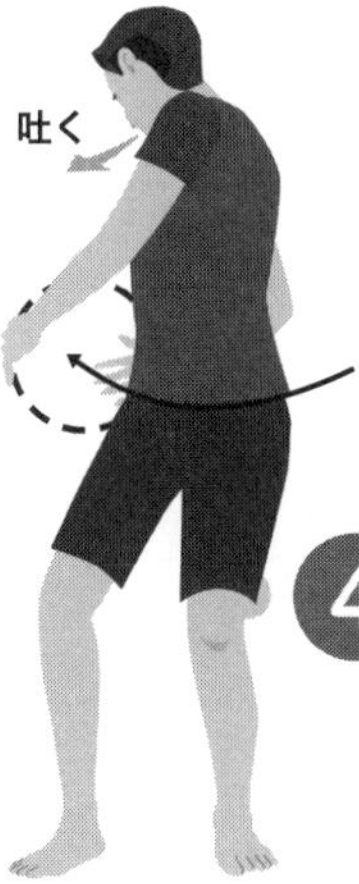

4

体を90度回転させ左かかとをのぞき込む

今度は逆に、息を吐きながら体を右に90度回転させ、右足のかかとを上げて、左足のかかとをのぞき込みます。

風邪の症状を緩和させたい

残業疲れやストレスなどで免疫力が低下すると風邪をひきやすくなります。風邪はなんといっても休養がいちばん。三〜四日寝て過ごしたいところですが、仕事をしている人がそんなに休みをとるのは、現実には難しいでしょう。

そこでおすすめするのが、「調和道丹田呼吸法」の「中《ちゅう》波《は》浪息《ろうそく》」です。

みぞおちを弛めることがポイントで、心身の秩序の乱れを整えます。

中波浪息

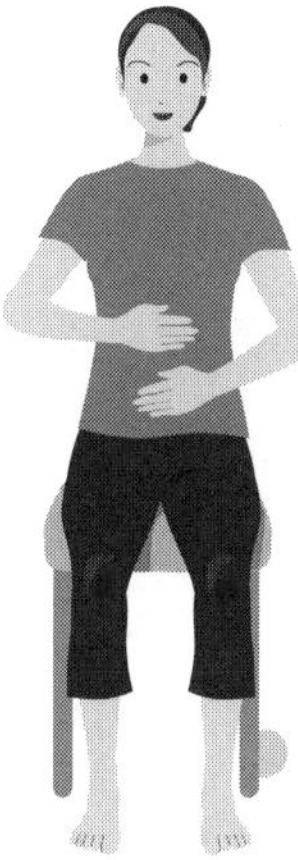

1

右手のひらをみぞおちに、左手のひらを下腹部に

椅子に浅く腰かけて、膝を肩幅に開きます。右手の手のひらをみぞおちに当て、左手の手のひらは下腹部にあてます。一度息を吐き切ってから、背筋を伸ばすと同時に、息を吸います。

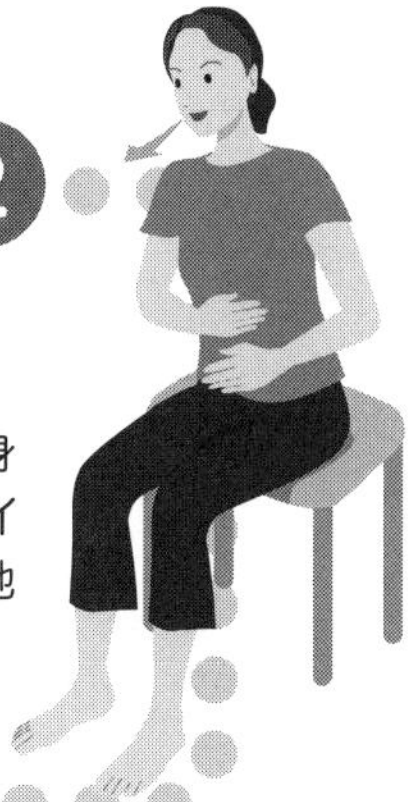

2

みぞおちを弛め、上体を落とす

肩の力を抜いて、上半身を骨盤に沈めるようなイメージでみぞおちを弛め、上体を落とします。

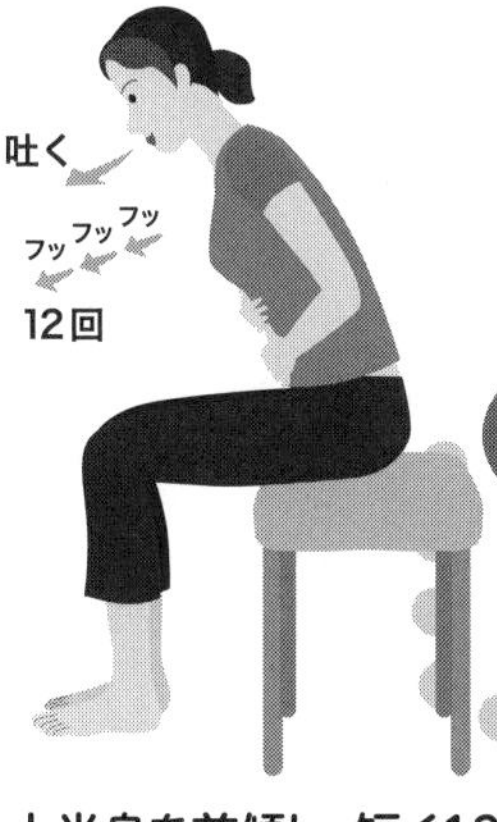

3

上半身を前傾し、短く12回吐く

さらに息をゆっくり吐きながら上半身を前傾します。息を吐き切る寸前に、短く息を吸って、短く吐くという「短息」を12回行なってください。このとき、吐く動きに合わせて、みぞおちを弛め、その上を右手でさすります。

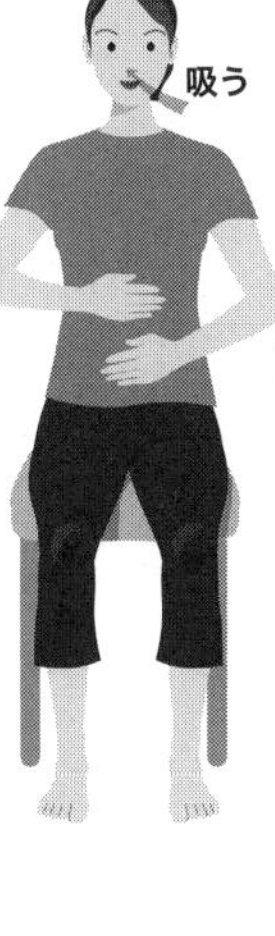

4

元に戻る

自然に息を吸いながら①の姿勢に戻ります。

これを12回繰り返します。

胃炎・胃潰瘍・十二指腸潰瘍を緩和させたい

ストレスからくる症状として最も多いのが、胃炎や胃、十二指腸の潰瘍です。仕事や人間関係の悩みで胃が痛み出し、あっという間に潰瘍ができてしまう場合もあります。ストレスによって、胃液が過剰に分泌され、胃粘膜を痛めつけ、それが続くと潰瘍ができてしまいます。これ以外に、ピロリ菌が胃酸を中和するために出す物質が、胃粘膜に炎症を起こすこともあります。

ストレスを軽減するためには副交感神経を優位にしてリラックスするのがいちばんです。「八段錦の第三段」を行なって、とにかく体をリラックスさせましょう。

八段錦の第三段

1

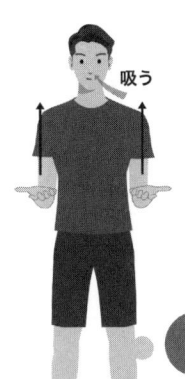

手のひらを肩まで上げる

両足を肩幅に開き、体の前方で両手のひらを上に向け、息を吸いながらゆっくりと上げていきます。

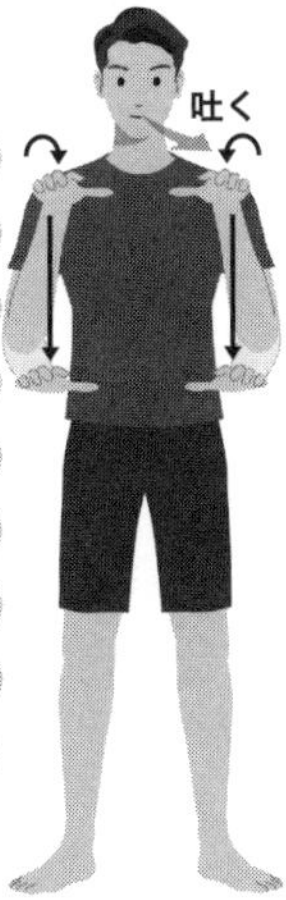

2

みぞおちまで下ろす

肩の高さで両手のひらを返し、息を吐きながら、みぞおちの位置まで下ろします。

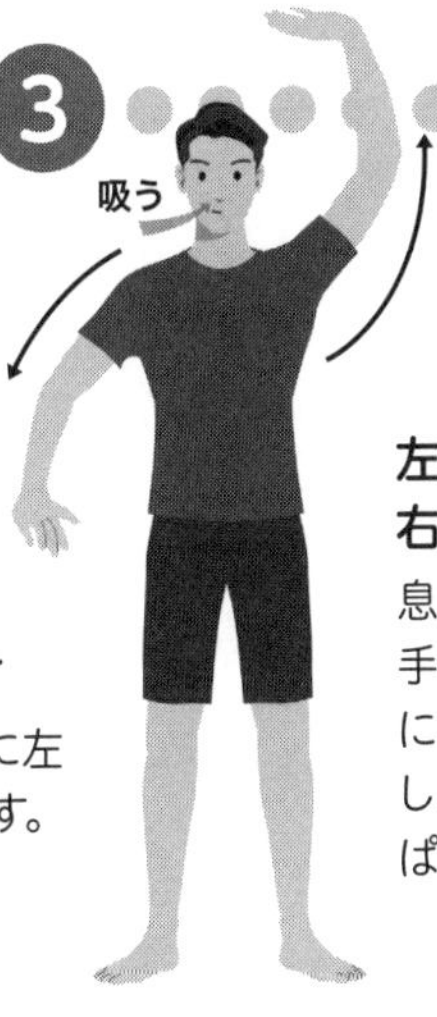

3

左手を頭上に
右手は下に伸ばす

息を吸いながら、左手の手のひらを上に向け頭上に伸ばし、右手は下へいっぱい伸ばします。

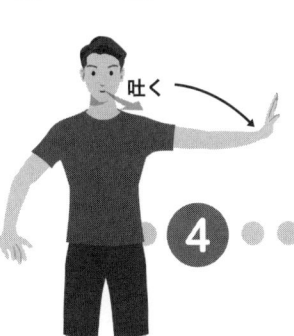

4

円を描きながら左手を下ろす

息を吐きながら、円を描くように左手をゆっくりと体側へ下ろします。

これを左右2回行ないます。

どうも内臓が不調だ

なんとなく内臓が弱っているな、そんなことを感じた経験はありませんか。原因はライフスタイルの乱れからくるものです。食生活の乱れは、血液の質を低下させ、内臓にも大きな影響を与えます。下痢や便秘、糖尿病も、ライフスタイルの乱れからくるものといっていいでしょう。今はとくに病気というわけではなくても、放っておくと大きな病気になる可能性を秘めているので、医師や薬の世話にならないうちに治していきましょう。「開合昇降」という呼吸法を毎日続けて、体の中の気の流れをよくしていきましょう。

開合昇降

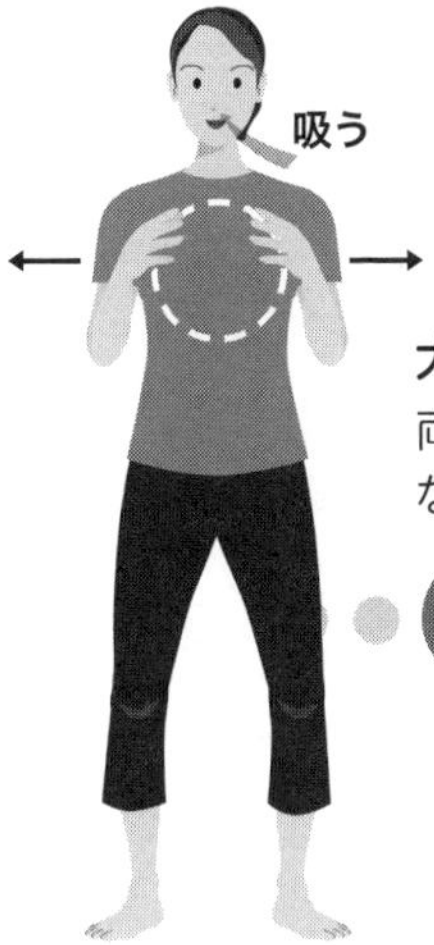

1

大きなボールを胸の前に抱くように立つ

両足を肩幅に開き、腕の前に大きなボールを抱くように立ちます。

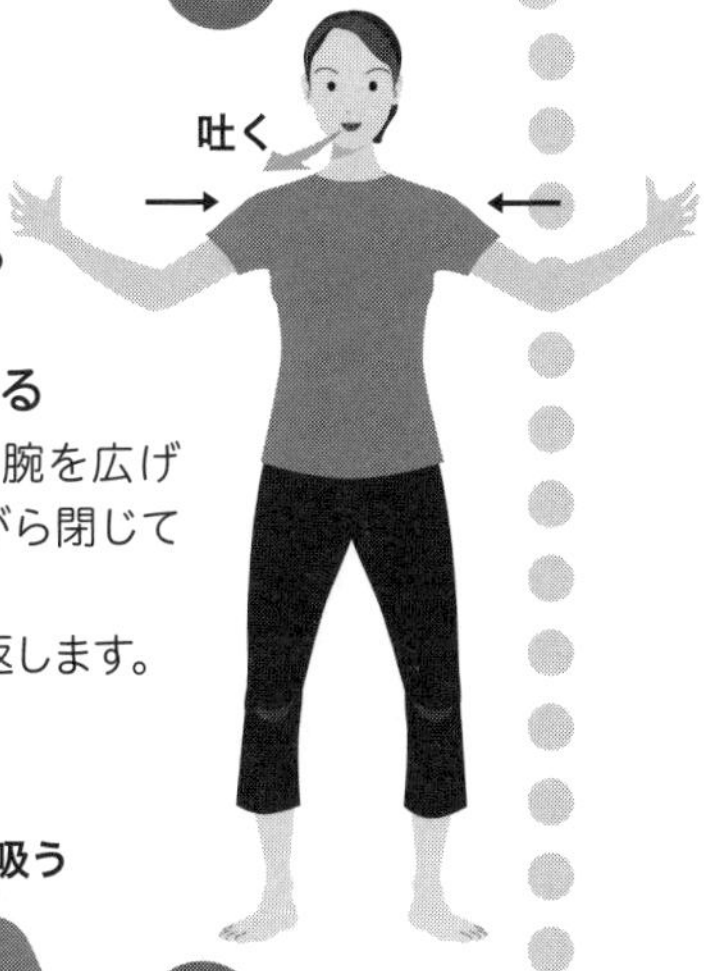

2

息を吸いながら腕を広げ、吐きながら閉じる

息を吸いながら腕を広げていき、吐きながら閉じていきます。
これを3回繰り返します。

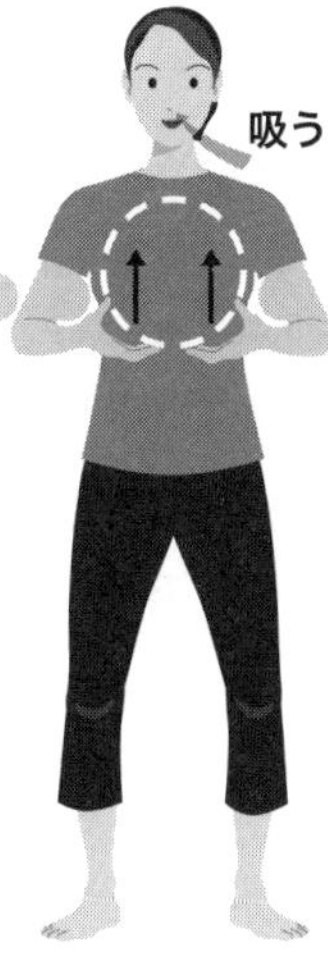

3

下から大きなボールを持つように立つ

今度は、下から両手でボールを支えるように立ち、息を吸いながら腕を上げます。

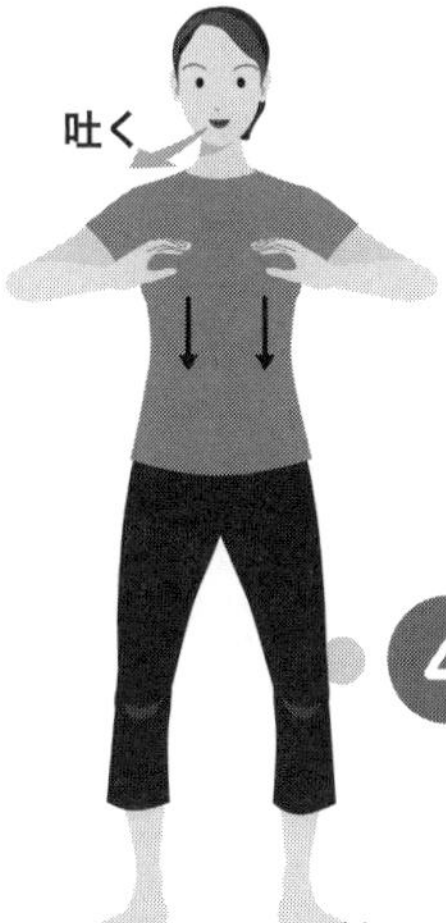

4

息を吐きながら下ろす

息を吸いながら両手を上げ、上げた両手を息を吐きながら下ろしてきます。
これも3回繰り返します。

高血圧にならないために

年齢が上がるとともにとても多くなってくるのが高血圧です。高血圧はさまざまな病気を引き起こす要因になるので、自分の血圧を把握しておくことはとても大切です。高血圧や、頭痛など精神的なストレスや疲労が蓄積した場合は、「按摩功」という気功の一つである「双手拍頭《そうしゅはくとう》」を試してください。「双手拍頭」は頭の疲労感と凝りをとることによって、高血圧にも有効です。

座ったままで、自然に呼吸を繰り返しながら両手の手のひらを頭部に当てるだけで行なえるので、自宅でもオフィスでも外出先でも、いつでもどこでも気軽に実践できます。

双手拍頭

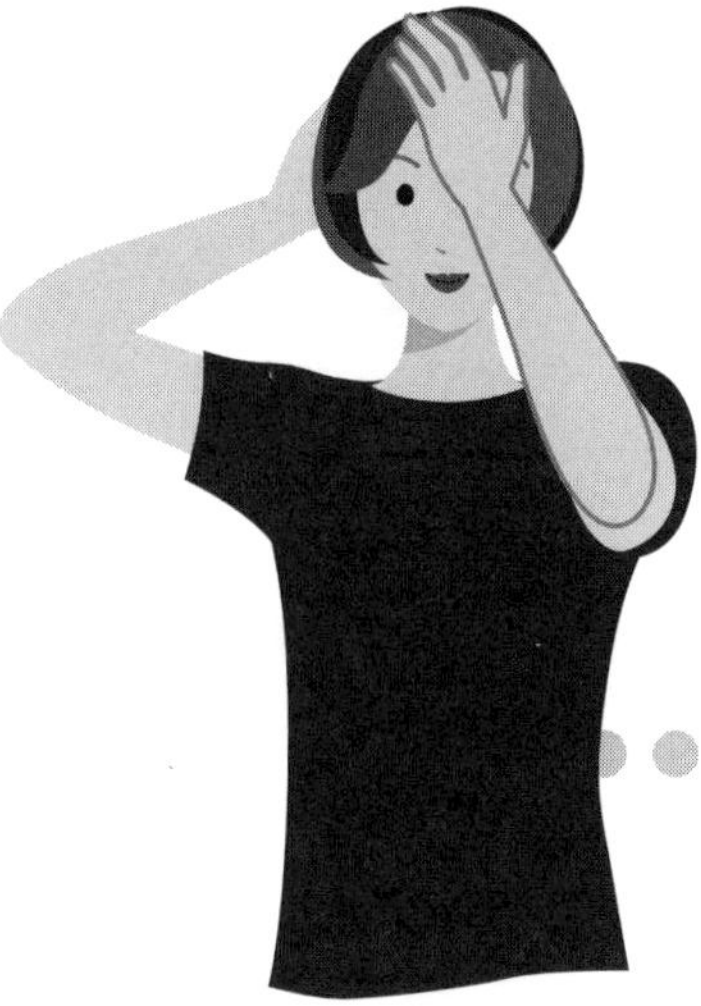

1

頭の前と後ろに手を当てる

左手の手のひらを前頭部の額に当て、右手の手のひらを後頭部に当てます。

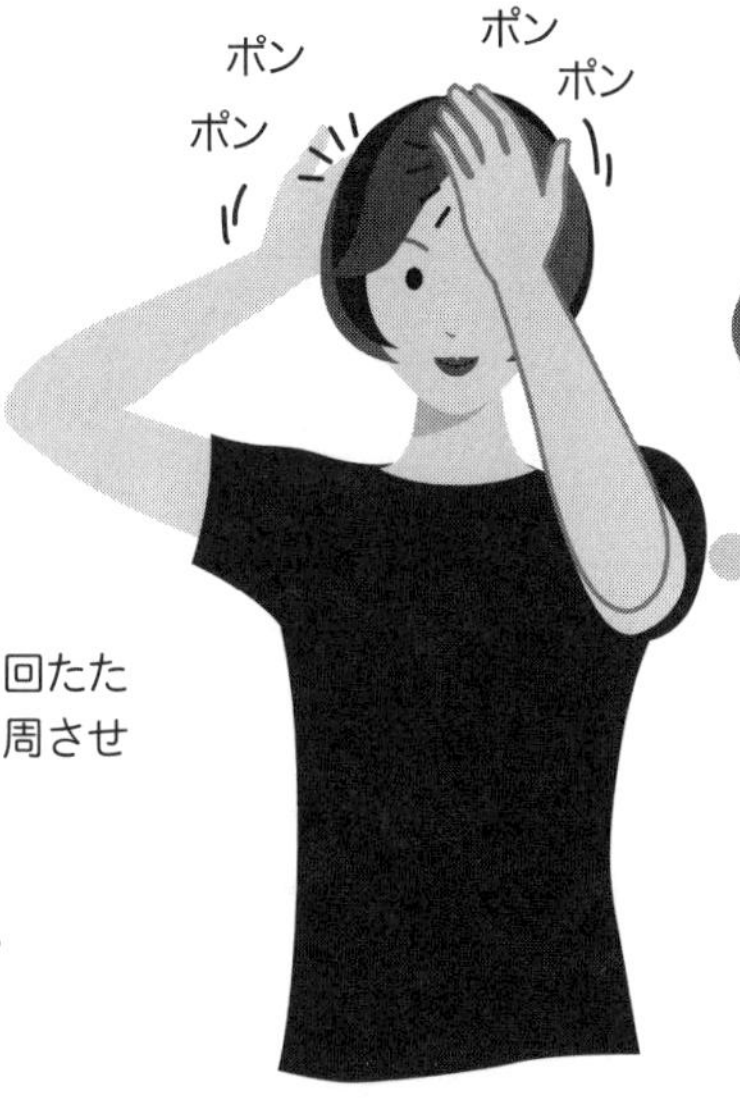

2

両手で軽く頭をたたく

両手で同時に頭を軽く5回たたき、両手を回して頭を一周させて、また5回たたきます。

これを4回繰り返します。

不整脈を予防する

不整脈とは、心臓の収縮のリズムが乱れた状態をいいます。心臓への刺激が規則的に発生しなくなったり、伝達経路に故障が生じて、リズムが一定でなくなるため、脈がゆっくり打ったり、速くなったり、不規則になったりします。動悸や息切れ、胸苦しさなどの症状がありますが、まったく、自覚症状のないケースもあります。加齢とともに増えてくる不整脈を予防する呼吸法が「遊《ゆう》水椿《すいとう》」です。このポーズで立ち続けることで全身の血流がよくなり、心臓の負担を軽くします。また、自律神経のコントロールにも役立ちます。

遊水椿

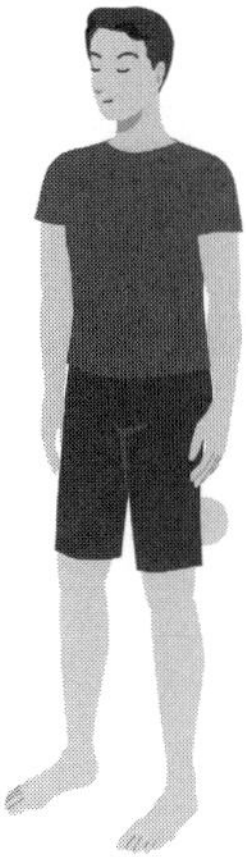

1

両足を肩幅に開いて立つ

両足を肩幅の広さに開いて自然体で立ちます。

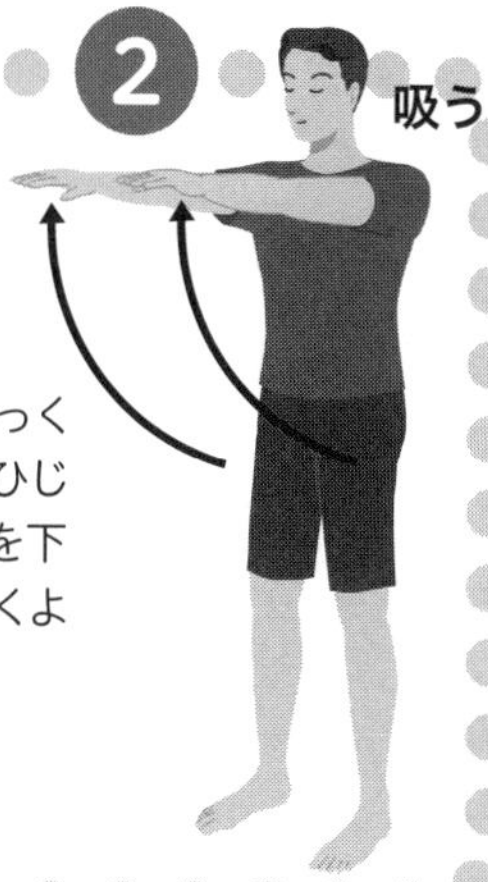

2

息を吸いながら両手をゆっくり上げる

息を吸いながら両手をゆっくり肩の高さまで上げます。ひじは伸ばしたまま、手のひらを下向きにして、指が正面を向くように体の前方へ上げます。

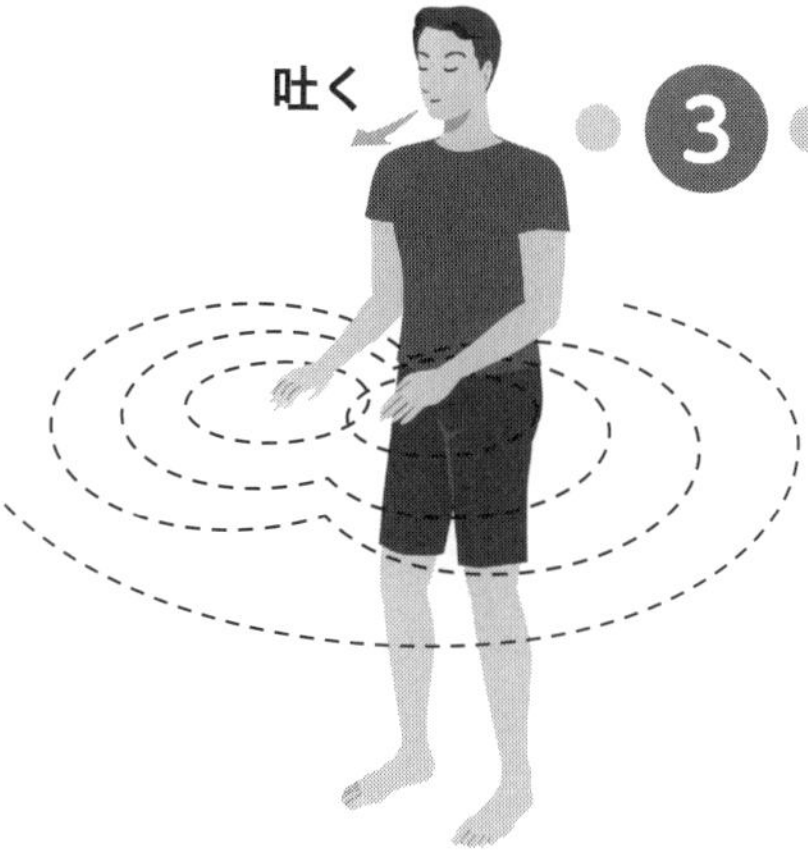

3

両手を水面に軽く乗せているようにイメージ

腕の力を抜いてひじを弛め、息を吐きながら両手をおへその高さまで下ろします。そのとき、膝をわずかに弛めます。
両手を水面に軽く乗せているように、腰から下は温かいお湯に浸かっているようにイメージし、後は何も考えず、表情を弛め、このポーズのまま目は半眼にし、およそ5分間、ただただ立ちます。呼吸は自然に行ないます。

これを1日1～2回行ないます。

脳梗塞を予防する

脳梗塞とは、脳の血管が詰まったり何らかの原因で脳の血のめぐりが悪くなり、脳組織が酸素欠乏や栄養不足に陥り、壊死《えし》(梗塞)してしまったものをいいます。脳梗塞は、脳出血、くも膜下出血とともに、三大疾病の一つ「脳卒中」の代表的な脳血管障害で、脳卒中の四分の三が脳梗塞だといわれています。高齢者ほど多くなってきますが、若いうちからも暴飲暴食、不規則になりがちな生活習慣を正すように心がけることが大切です。呼吸法としては、丹田の基礎を築くことによって脳循環の改善をはかる「宮廷二十一式呼吸法」の「丹田筑基《たんでんちくき》」が役立ちます。丹田とは丹薬を栽培する畑という意味で、丹薬の豊作によって生命のエネルギーがあふれてきます。

丹田筑基

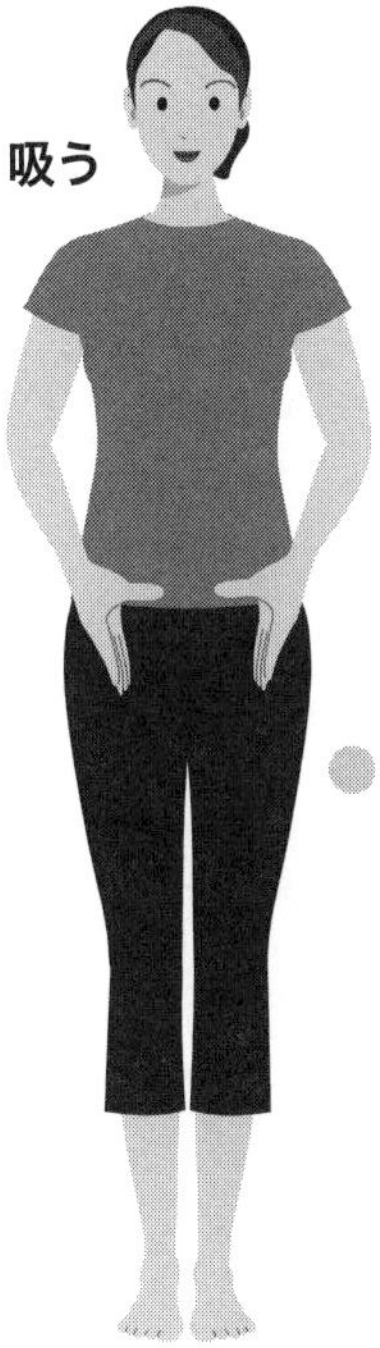

1 手を合わせて丹田を作る

息を吸いながら、自然体のまま、両手で丹田を作るような気持ちで手を合わせていきます。

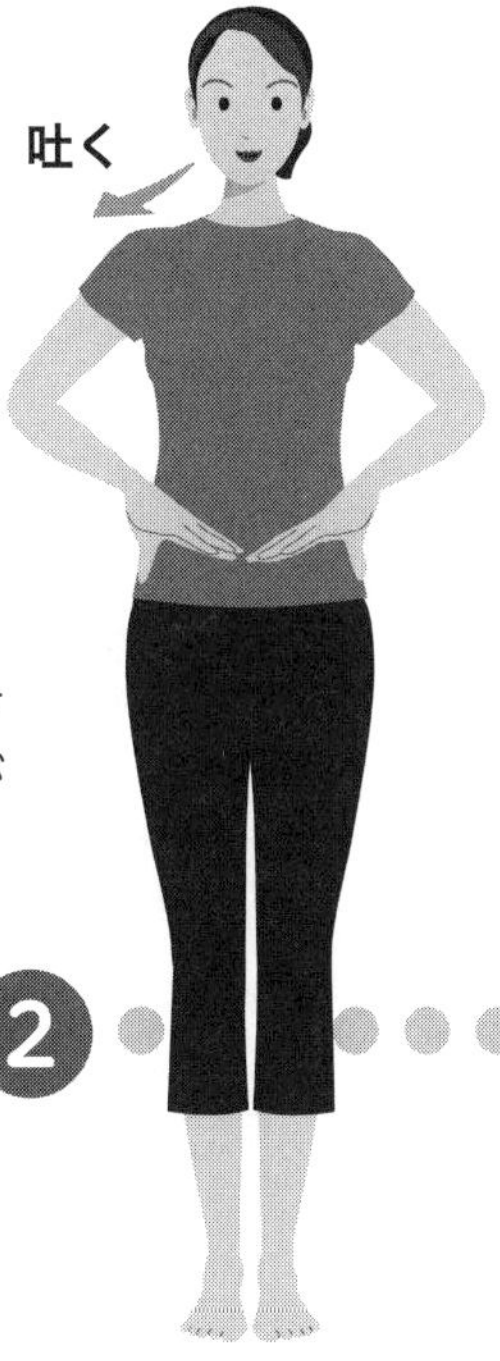

2 両手の指先を丹田に向ける

息を吐きながら、手のひらを下にして、両方の指先を触れながら丹田に向けます。

脳梗塞を予防する

丹田筑基

3

両手を胸の高さまで上げる

手のひらを上に向けて、息を吸いながら両手を胸の高さまで上げ、息を吐きます。

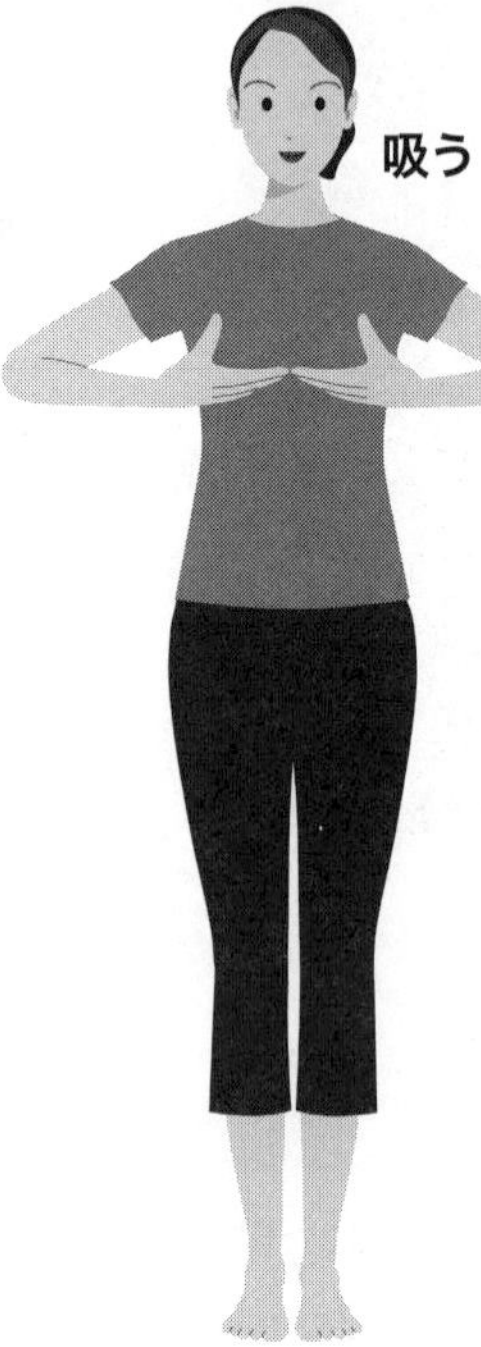

4

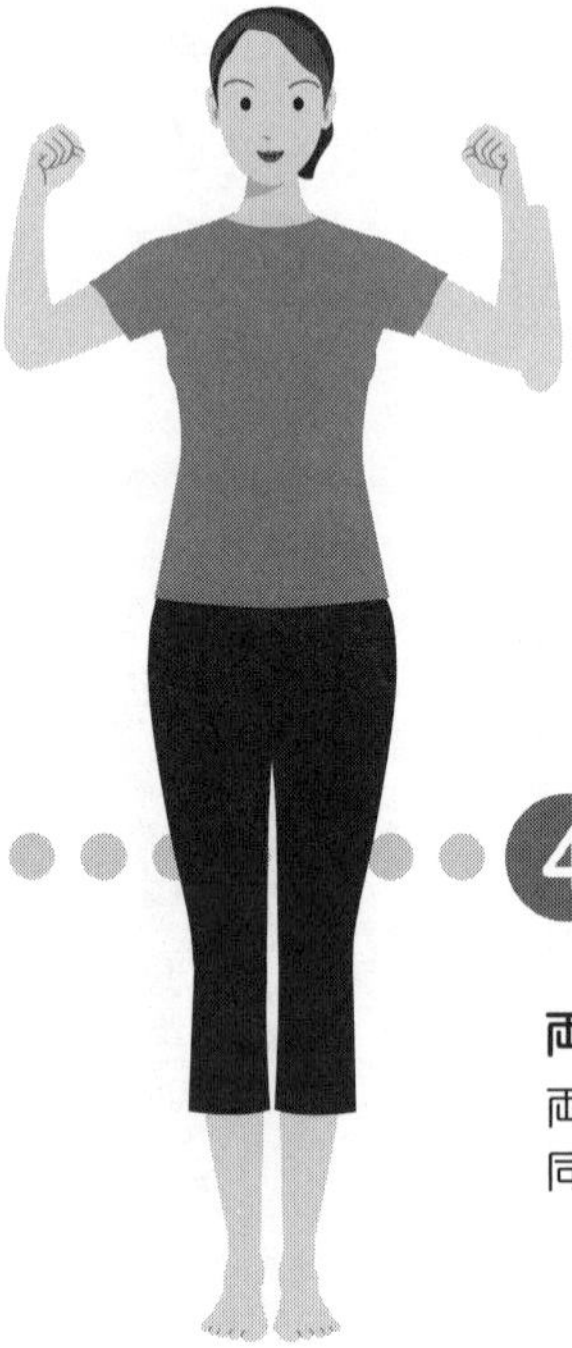

両手を握り、両側に開く

両手を握って両側に開くと同時に胸を十分に開きます。

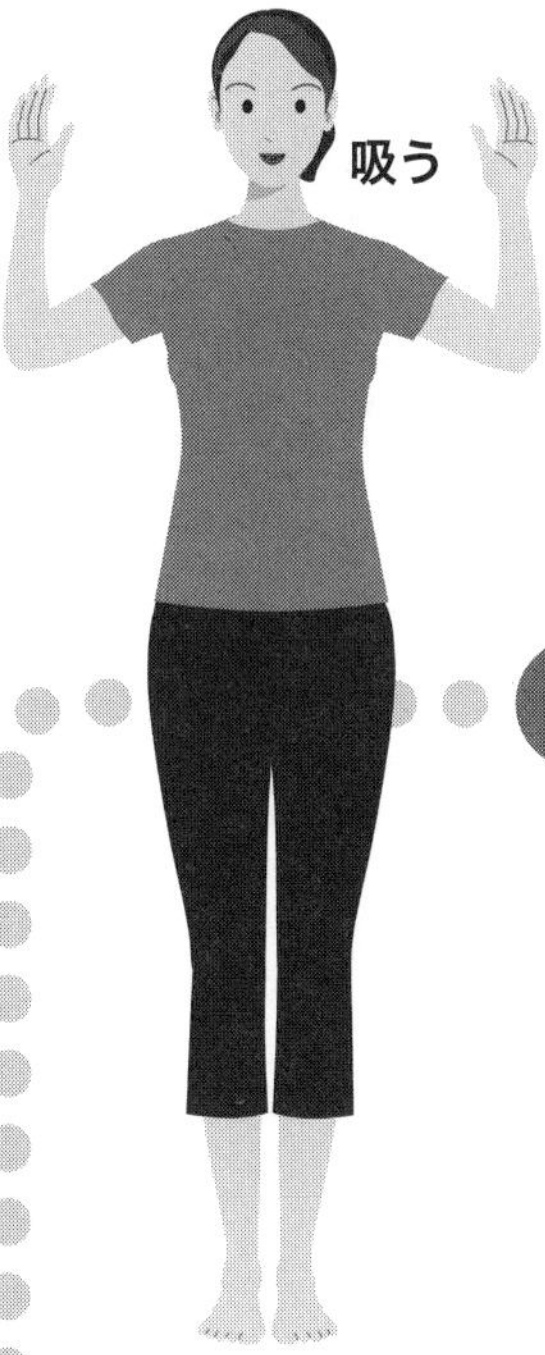

握っていた両手を開く

両手を開いて息を十分吸います。

5

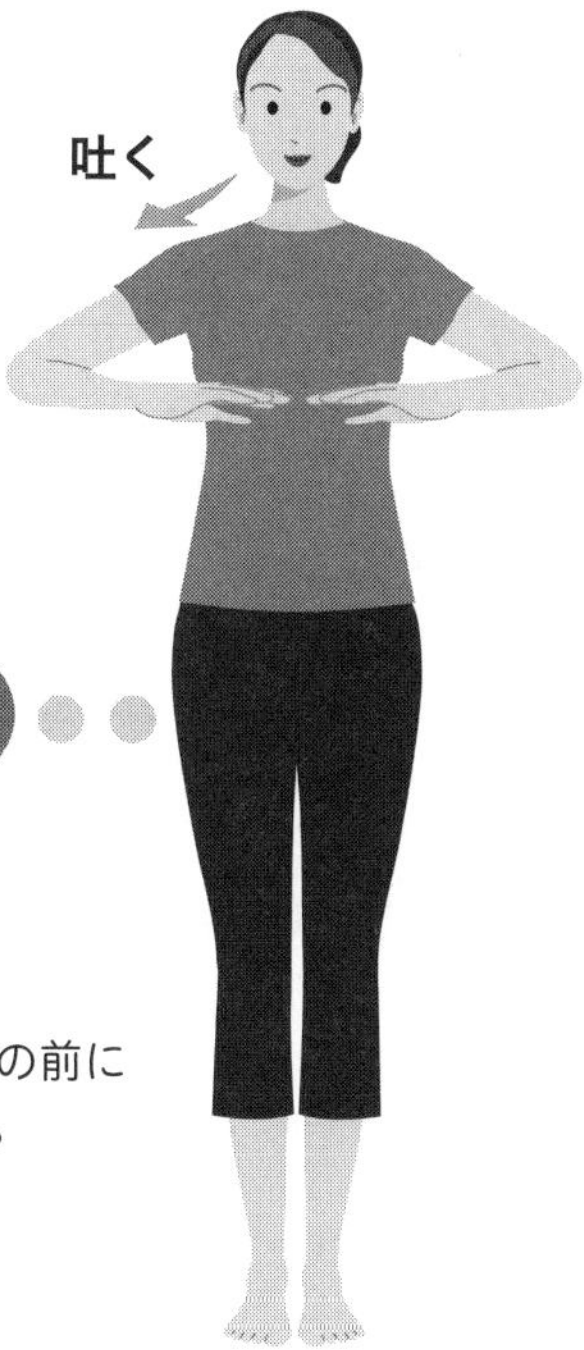

6

指を伸ばして丹田の位置に戻る

息を吐きながら、指を伸ばして、体の前に
手を下ろし、丹田の位置に戻します。

精力減退・ED気味なのですが

加齢とともに精力が減退し、若いときのような元気が出ず、気力も衰えがちになります。高齢化社会で何かと話題になるED（勃起不全）は、確かに年齢が上がるほど割合は増えますが、実は若年層でも悩んでいる人がいます。運動不足や飲酒・喫煙などの生活パターンが原因といわれ、高血圧や糖尿病など生活習慣病の人はさらにリスクが高まります。ストレスも一因です。ストレスがかかると、交感神経が緊張し、血管が収縮します。血管が収縮すれば当然、血行が悪くなります。血液の流れが悪くなって、陰茎海綿体に十分な血液が流れ込まず、勃起が起こらないのがED。血行が悪くなると、細胞の活動も弱くなり、体全体が弱っていきますので、全身を使って血行をよくする「八段錦の第二段」をやりましょう。冷え症の女性にもおすすめです。

八段錦の第二段

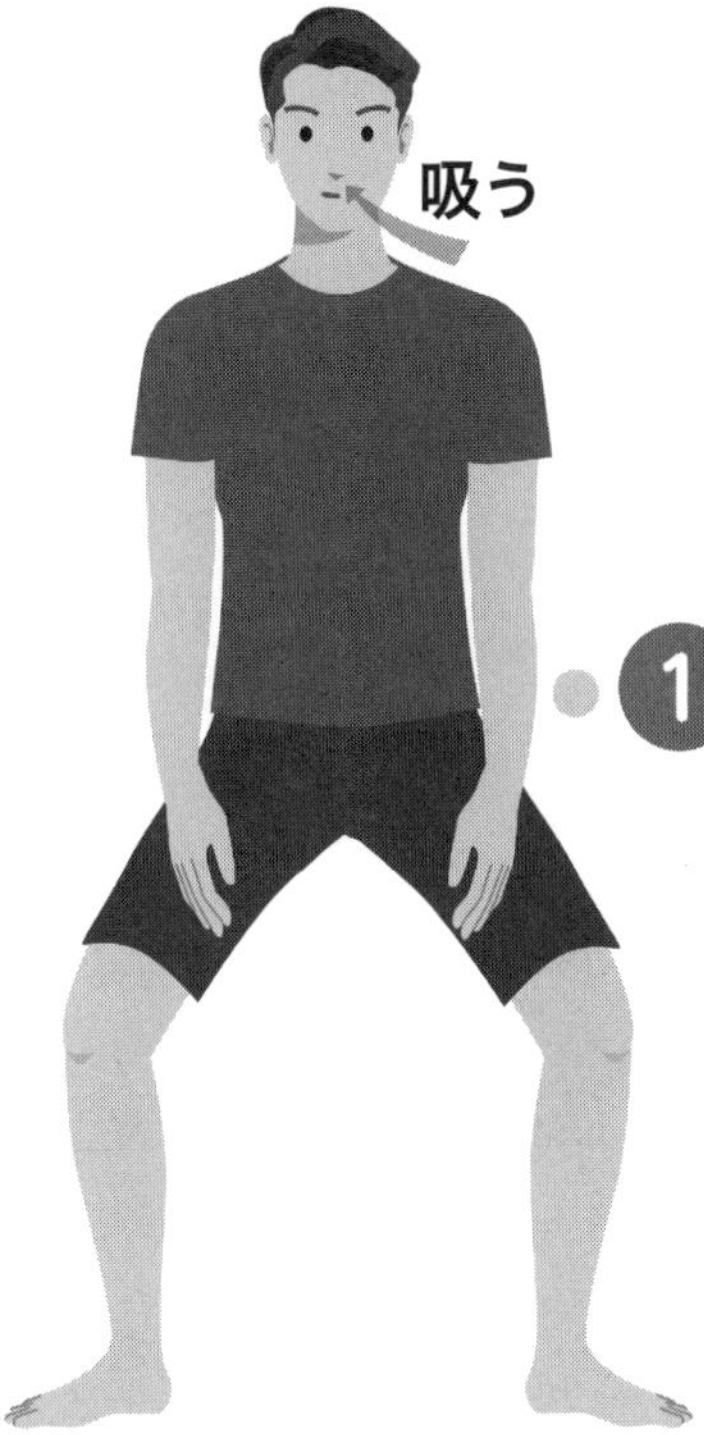

1

騎馬立ちになる

自然立ちから左足を大きく
開いて騎馬立ちになります。

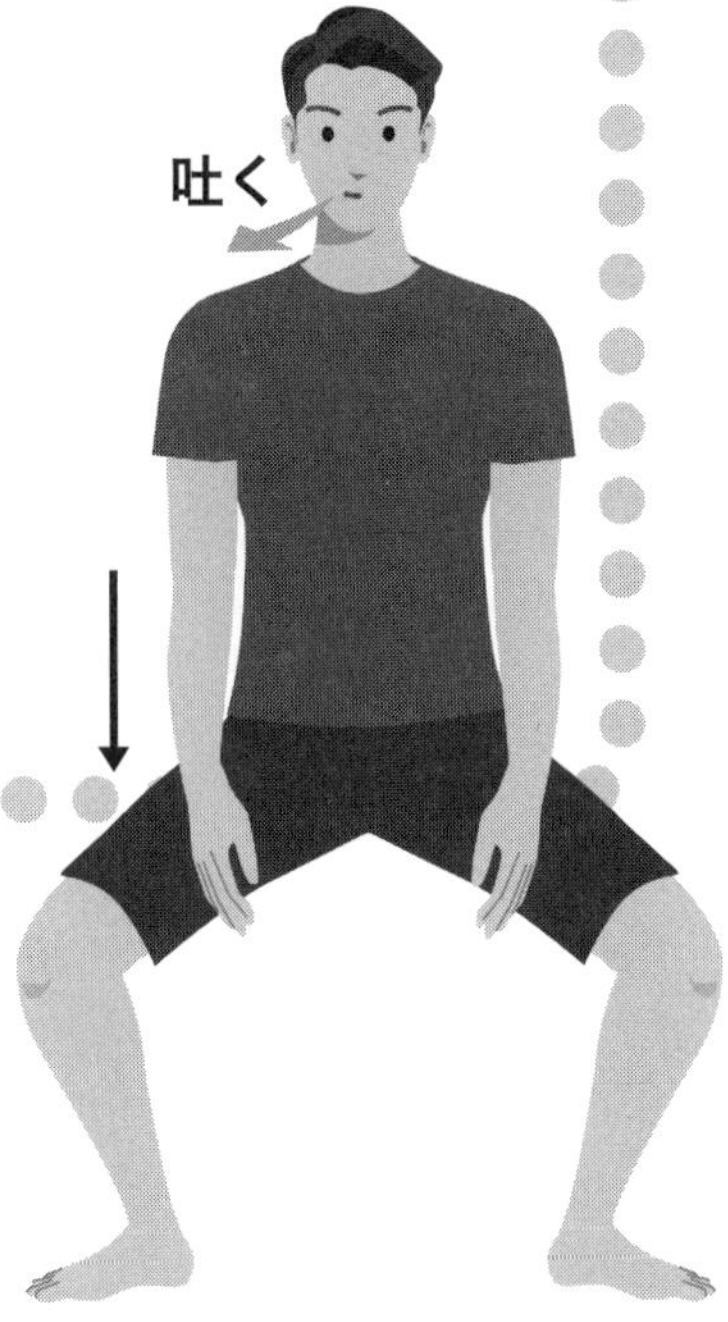

2

息を吐きながら膝を曲げていく

背はまっすぐ、両手を前にたらし、腰を
低くして息を吐き切ります。

精力減退・ED気味なのですが

八段錦の第二段

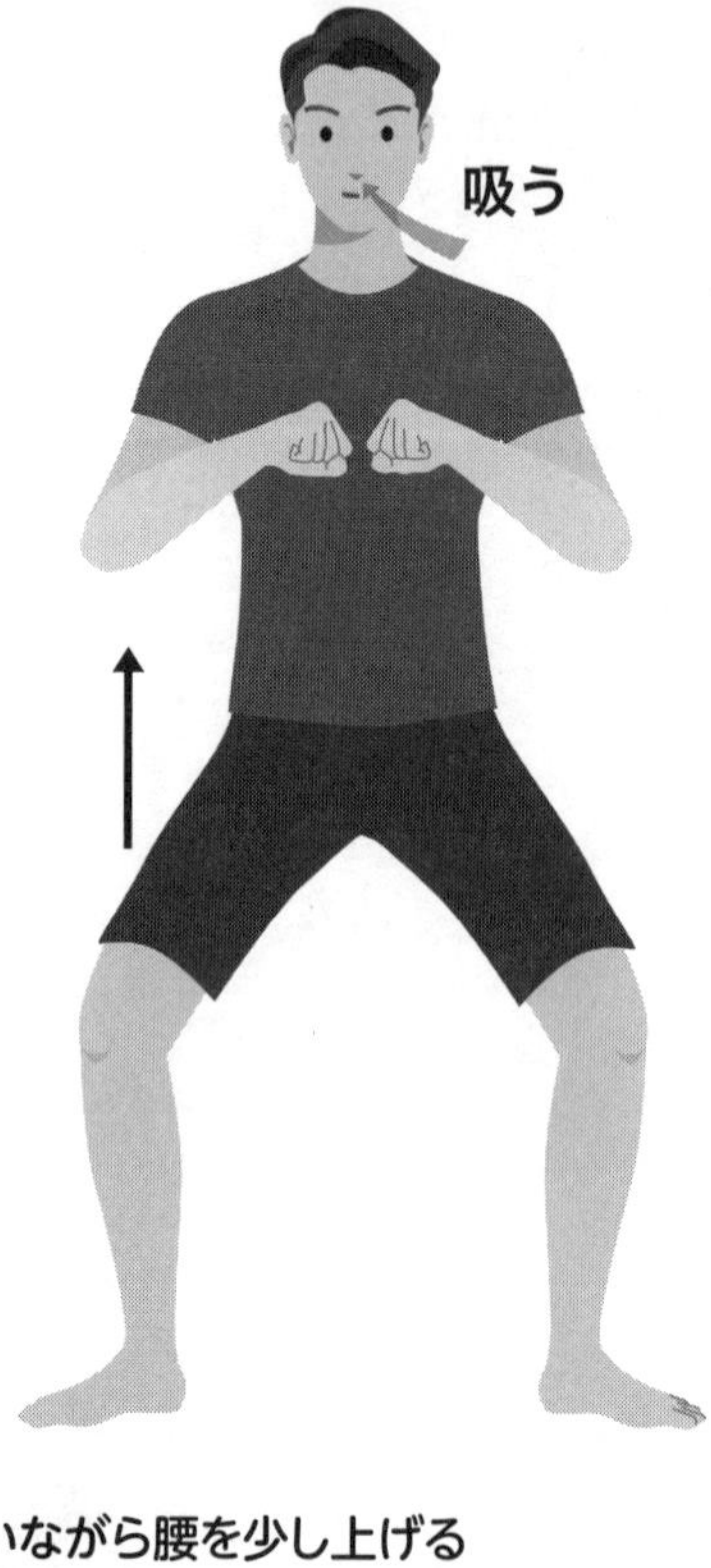

息を吸いながら腰を少し上げる

息を吸いながら両手を軽く握って、胸の高さまで上げていきながら、腰も少し高く上げます。

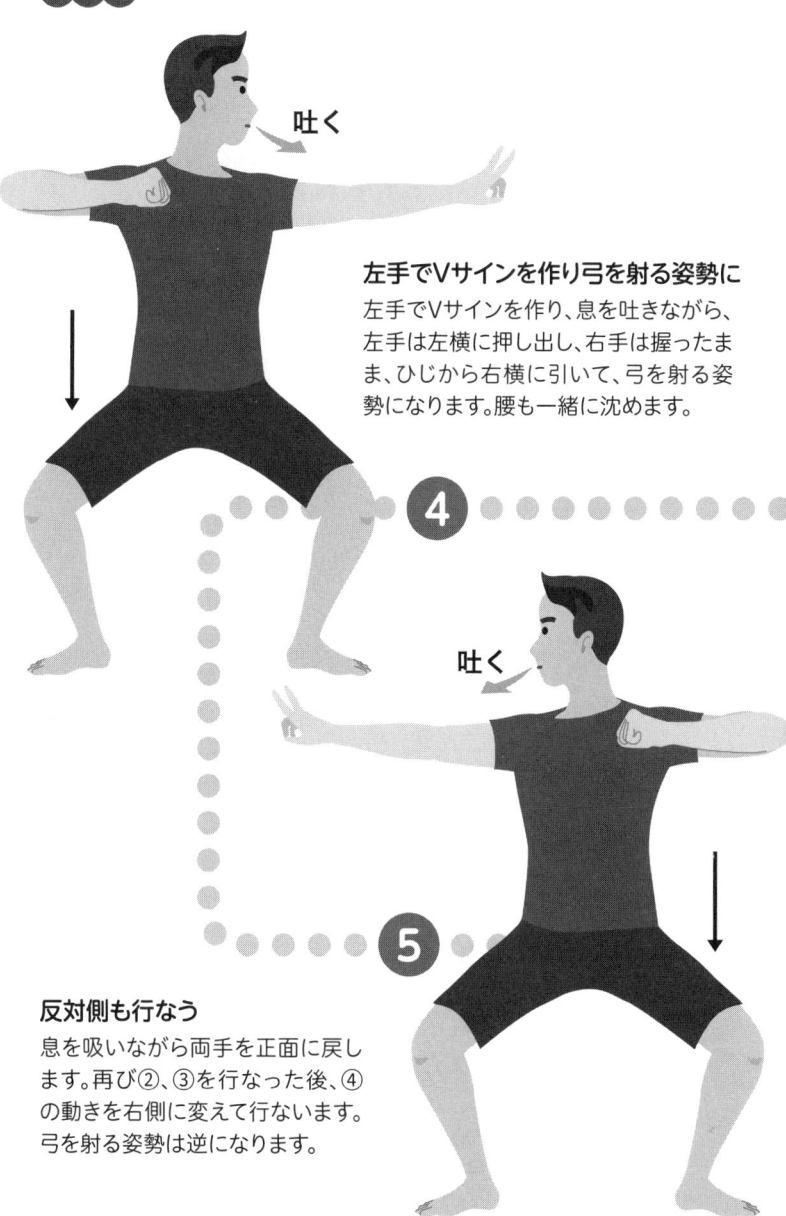

4

左手でVサインを作り弓を射る姿勢に

左手でVサインを作り、息を吐きながら、左手は左横に押し出し、右手は握ったまま、ひじから右横に引いて、弓を射る姿勢になります。腰も一緒に沈めます。

5

反対側も行なう

息を吸いながら両手を正面に戻します。再び②、③を行なった後、④の動きを右側に変えて行ないます。弓を射る姿勢は逆になります。

がんを予防する

私は半世紀以上、がんと関わってきました。がんの原因は、ストレスや食生活、環境などいろいろなことがいわれていますが、私は〝生命場〟の乱れだと考えています。心や体の乱れが〝生命場〟を正常な状態に保てなくさせてしまうのです。私の病院にもがんの患者さんが多く入院しており、西洋医学や中医学などさまざまな治療法を加えて、総力戦で戦っています。呼吸法もその戦術の一つです。場の状態を変えるという意味では、宇宙を包み込む虚空と一体になる「三心併站功《さんしんへいたんこう》」という呼吸法がいいでしょう。がんをはじめ、そろそろ大きな病気が気になる年齢になってきたら、実践してみてください。

三心併站功

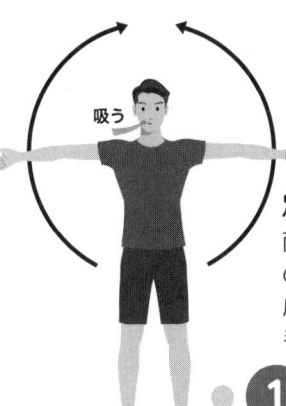

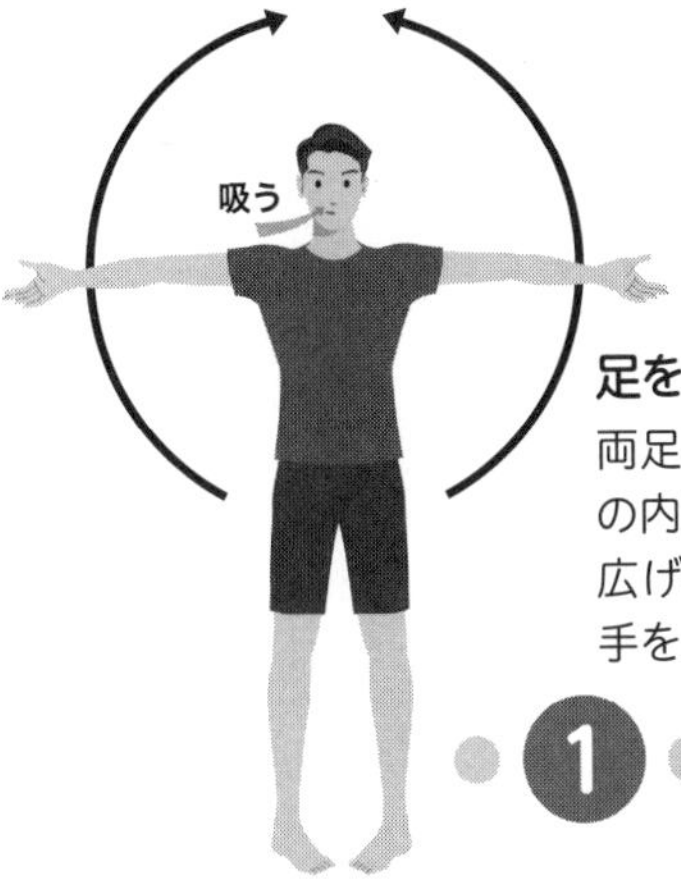

1

足をハの字に広げ、手を上げていく

両足を肩幅くらいに広げ、ハの字の内股にして立ち、両手を左右に広げ、息を吸いながらゆっくりと手を上げていきます。

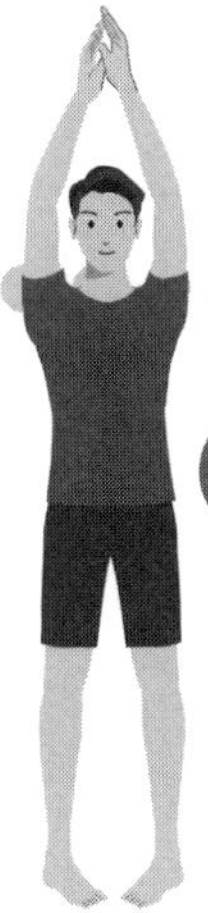

2

頭上にきたら合掌する

両手が頭の上まで上がったら、頭上で手を合わせます。

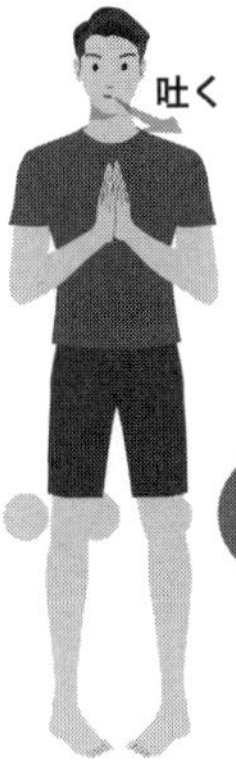

3

両手を胸の高さまで下ろす

息を吐きながら、合わせた両手をゆっくりと、胸の高さまで下ろしてきます。

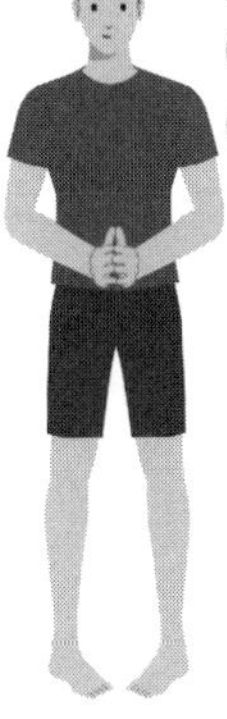

4

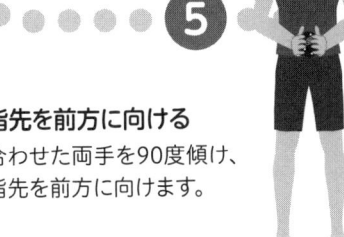

指先を前方に向ける

合わせた両手を90度傾け、指先を前方に向けます。

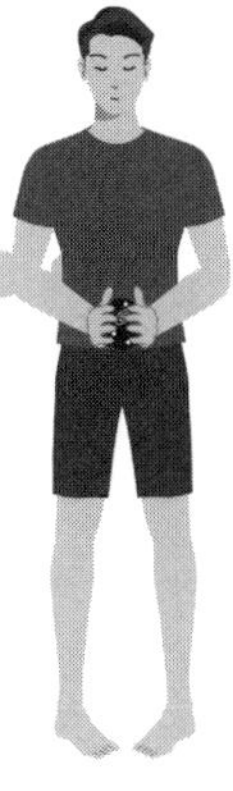

5

宇宙を包むイメージで瞑想

指先を軽く合わせ、お腹の前で両手でボールを包むようにします。手の中に宇宙があることをイメージし、肩の力を抜いて、10分間瞑想します。宇宙を抱いているあなたは虚空と一体になっているわけです。

ウォーキングをするときの呼吸法

健康のために毎朝、ウォーキングをしている中高年はとても多いことでしょう。せっかくウォーキングをするなら、「三呼一吸《さんこいっきゅう》」を実践しましょう。

「三呼一吸」とは、鼻から三回息を吐いて、一回大きく吸うだけの簡単な呼吸法です。呼吸を意識しながら歩くことで、それが呼吸法になるのです。

最初は、一歩、二歩、三歩と歩行のタイミングと呼吸を合わせることから始めます。慣れてきたら、背筋を伸ばして姿勢を正し、吐く息に心をこめてウォーキングをしましょう。呼吸に集中していると、雑念が消え、気分がすっきりしてきます。

三呼一吸

1

踏み出しに合わせて、
吐く、吐く、吐く

1歩、2歩、3歩と踏み出すときに合わせて、鼻から息を「フッ、フッ、フッ」と3回吐き出します

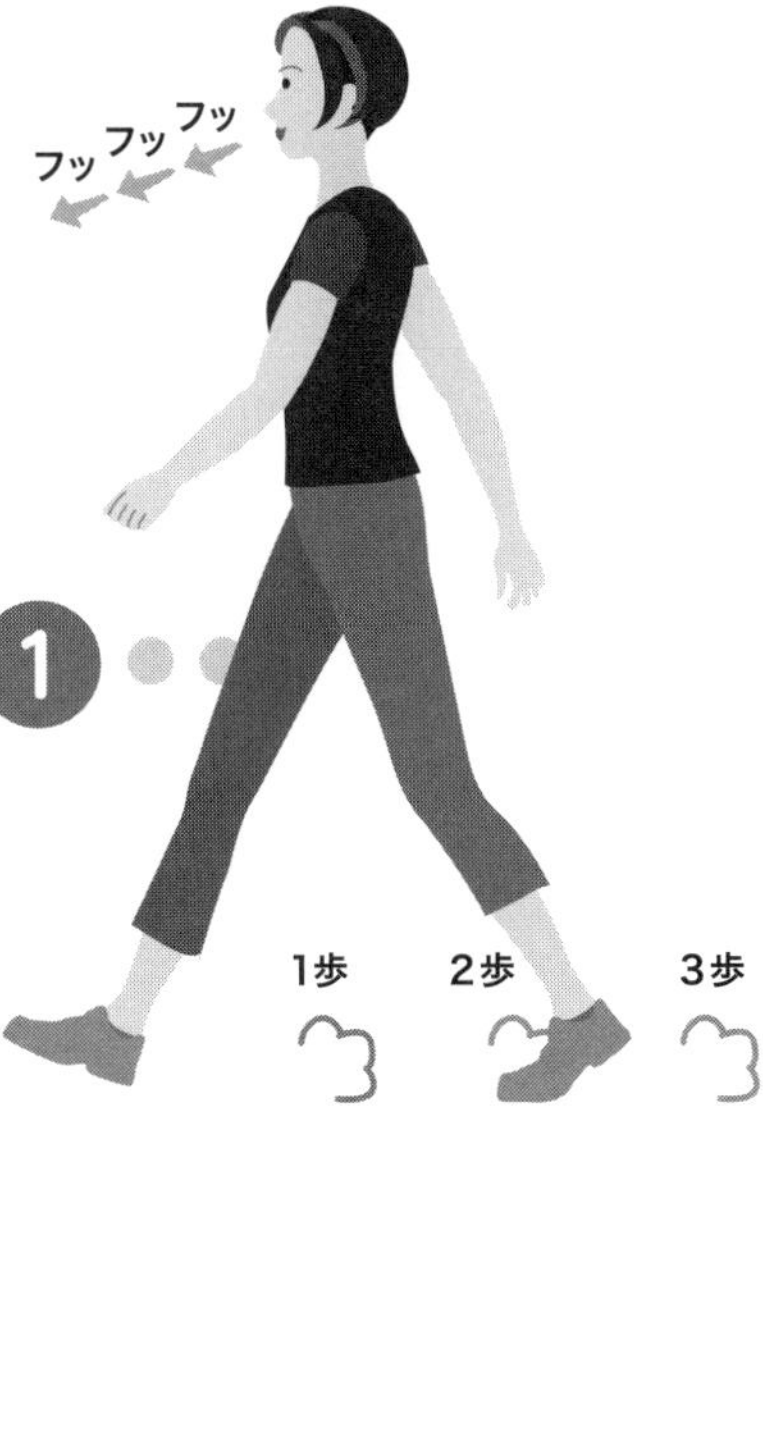

2

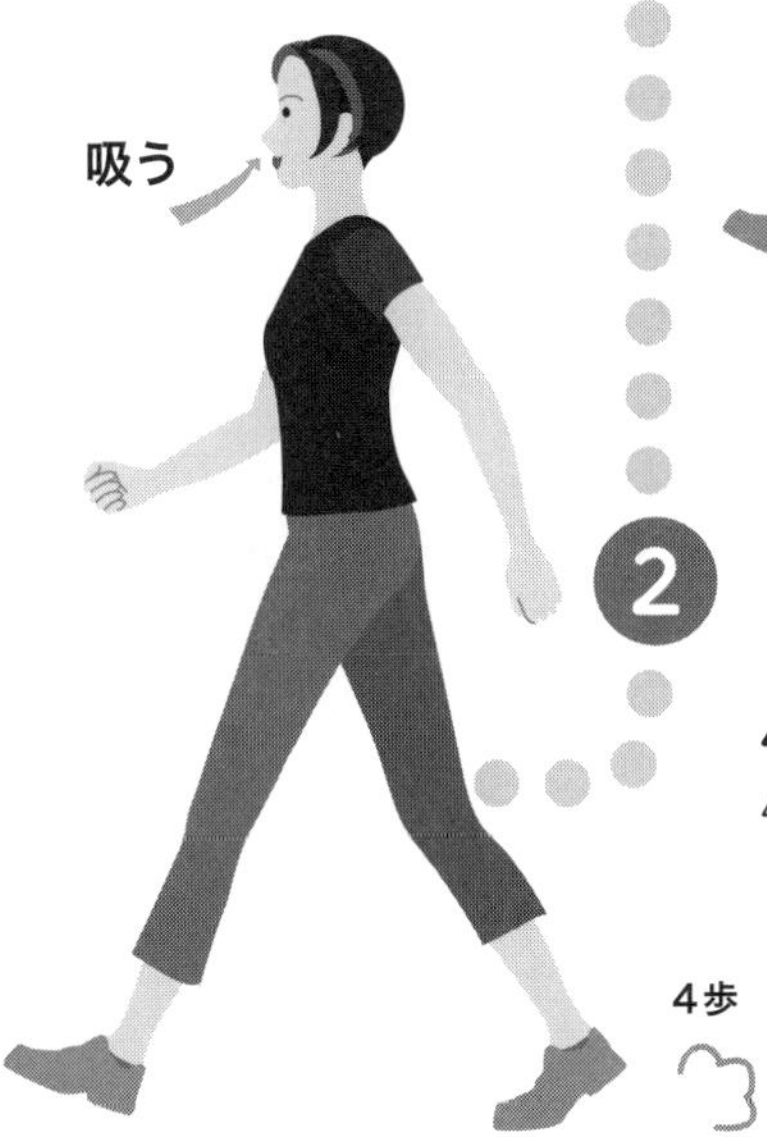

4歩目で大きく吸う

4歩目で「スーッ」と大きく吸います。

動脈硬化を予防

運動不足や、加齢による動脈硬化は生活習慣病の引き金になります。毎朝の散歩を励行したいものです。その際、取り入れたいのが、呼吸と足の動きを同調させ、腕を大きく振りながら早足で歩く「擺《はい》臂《ひ》快《かい》歩《ほ》功《こう》」です。呼吸をしっかり繰り返しながら体を動かすことは、心の安定にも役立つので、なんとなくゆううつ、気が重いという人もぜひ行なってください。呼吸法は歩きに合わせて「吸う、吸う、吐く、吐く」だけです。

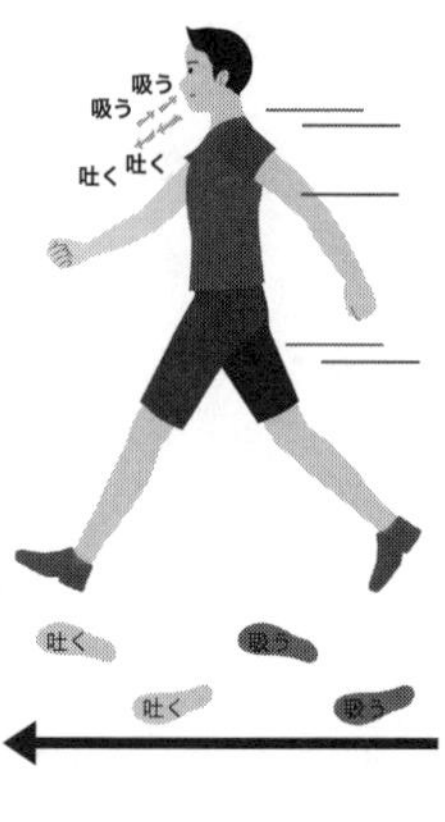

擺臂快歩功

腕を大きく振りながら、
1分間に90歩のペースで歩く

呼吸を合わせながら、1歩、2歩で鼻から息を「吸う、吸う」、3歩、4歩で口から息を「吐く、吐く」です。

第5章

これだけは毎日の習慣にしたい調和道丹田呼吸法

呼吸法の究極の目的は虚空と一体になること

ここまで呼吸法を実践することによって、生命場のバランスを保ち、生命のエネルギーを高め、自然治癒力がアップしていくと申し上げてきました。

呼吸法は、調身、調息、調心によって、生命場のバランスを保つ方法です。生命場を調える方法は呼吸法だけでなく、食養生もあれば、宗教など心の修養法もあれば、武道をはじめ、さまざまな道がありますが、呼吸法の大きな特色は、外界との交流の方法であるということです。

私たちの生命場は、それぞれが独立あるいは孤立したものではありません。吸う息、吐く息を通して、私たちの周囲の場とつながっています。もちろん、皮膚をとおしても連絡はありますから、呼吸と皮膚を通じて外界とつながっているといった方が正しいでしょう。そして、そのつながりは、他人の生命場、環境の生命場、地球の場、宇宙の場と果てしなく延びていきます。

その外界の場との交流を積極的に行なうことが、呼吸法の特色なのです。

私は呼吸法を続けているうちに、息を吸うことと吐くことを通じて宇宙のエネルギーと交流していることを実感するようになってきました。

そして私は、呼吸法の究極の目的は、白隠禅師の『夜船閑話』にある、〝宇宙を包み込む虚空と一体になる〟ことだと考えるようになりました。白隠さんの気持ちがわかったような気になったのです。

では虚空って何？ということですが、虚空とはいくつもの宇宙を抱いた偉大な空間と考えます。吐く息によって、生命場の情報を虚空に伝えます。その情報にもとづいて、その生命場を調えるための息吹を、吸う息によって虚空からいただきます。この繰り返しによって、生命場は少しずつ調っていくのです。ここに呼吸法の真髄があります。

生命場の秩序性を高め、虚空と一体化すること。私は、病院で行なっているさまざまな気功や呼吸法からエッセンスを取り出して、生命場のエネルギーを高め、虚空と一体化するための呼吸法として「時空」というプログラムを作り、病院の道場でも実践しています。

調和道丹田呼吸法の根幹となる五つの息法

前章では体に生じたいろいろな症状を改善するために、さまざまな呼吸法を取り上げてきましたが、最後に、これだけは習慣化して毎日続けてほしい、調和道丹田呼吸法の根幹となる緩息、基本動作、小波浪息、屈伸息、大振息という五つの息法を紹介したいと思います。

このうち、緩息、基本動作、小波浪息、大振息の四つは、「時空」の中で、「四億年前の波打ち際のリズム」とネーミングしている呼吸法に取り入れています。

四億年前の波打ち際のリズムとは一体何でしょうか。

一五〇億年前にビッグバンによって宇宙が生まれ、四六億年前に地球が生まれ、三六億年前に地球上に初めて生物が現れたといわれています。地球上に初めて現れた生物は、たった一つの細胞からできている単細胞の生物でした。それが少しずつ進化しながら、現在の私たちのところまできたわけですが、四億年前に画期的なことがありました。四億年前の古生代、ダイナミックな地殻変動が繰り返された大激動期、それは同時に生命が海から陸に上がり始めた頃でもあります。数百万年かけて、生命は波打ち際から陸上で生存するための進化を遂げました。その長い時間の中で体に刻み込まれたのが、波打ち際のリズムです。そのリズムが乗り移った呼吸法です。

個々の息法については前章でも登場していますが、ここでは、連動した一つのプログラムとして紹介します。

調和道丹田呼吸法を紹介する理由は、白隠禅師の「内観の法」を習得できるように工夫されていて、学習システムができているので、初心者が実践しやすく、呼吸法の本質を理解する近道だからです。

そして何よりも、椅子に腰かけて行なえるので、手足の動きが少ないために、比較的簡単に自分の丹田を意識することができる呼吸法だからです。

呼吸法は、生命場のエネルギーを高め、自律神経のバランスを保ち、人間の体に備わっている自然治癒力をアップさせます。

いつでもどこでも、短い時間でできますので、毎日の生活の中に取り入れてください。確かな効果が期待できます。

1 緩息

吸って、吐いて、吸って、吐いて、吸って、大きく吐いて

緩息は呼吸法のエッセンスで、極端にいえば、これだけでほかの息法はいらないくらいです。忙しくて時間がないときは、これだけやってください。

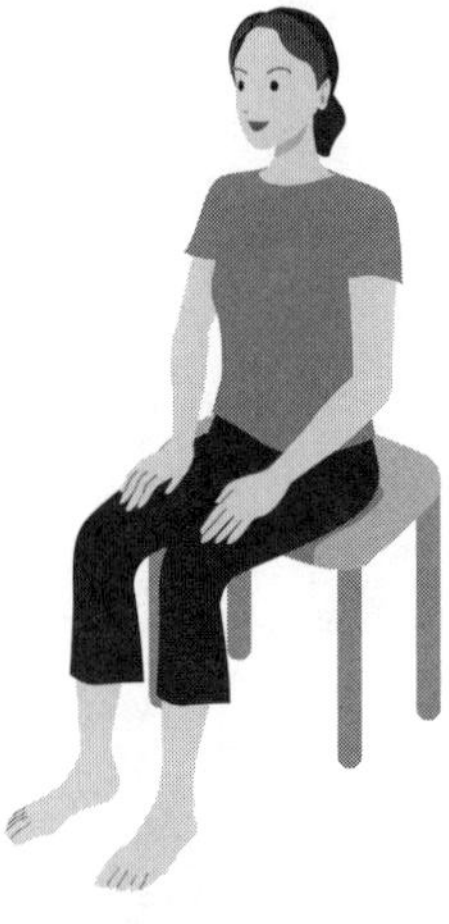

1 背筋を伸ばして重心をおへその下に置く

椅子に座り、肩の力を抜いて重心をへその下に置くようなイメージで、背筋はゆったりと伸ばします。足は自然に開いた状態で、両手は太ももの上に置きます。

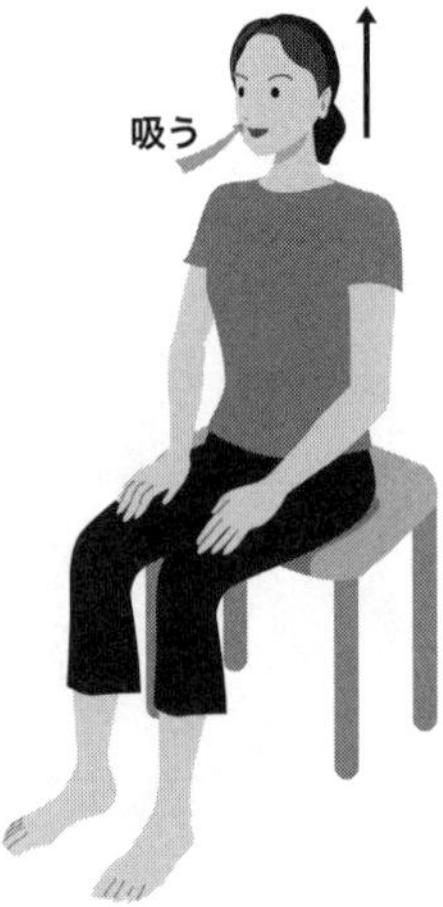

2 伸び上がりながら息を吸う

天に向かって少し伸び上がるような気持ちで、2〜3秒かけて鼻から息を吸います。この場合、ごく自然にやってみると、それほど極端ではありませんが、胸は広がり、腹部はやや凹みます。

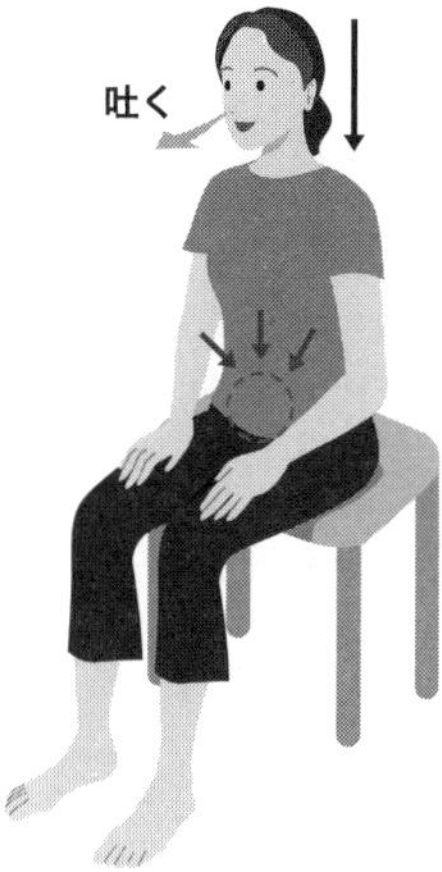

③ 上半身が沈むような気持ちで息を吐く

全身の力を抜いて、伸び上がった上半身が骨盤に向かって沈むような気持ちで、2～3秒かけて鼻から息を吐きます。伸びたアコーディオンが縮むイメージです。息を吐きながら、上半身のエネルギーがへその下の丹田に向かって流れ込むイメージをして、丹田という空間をはっきり意識します。

②と③をもう一度繰り返します。

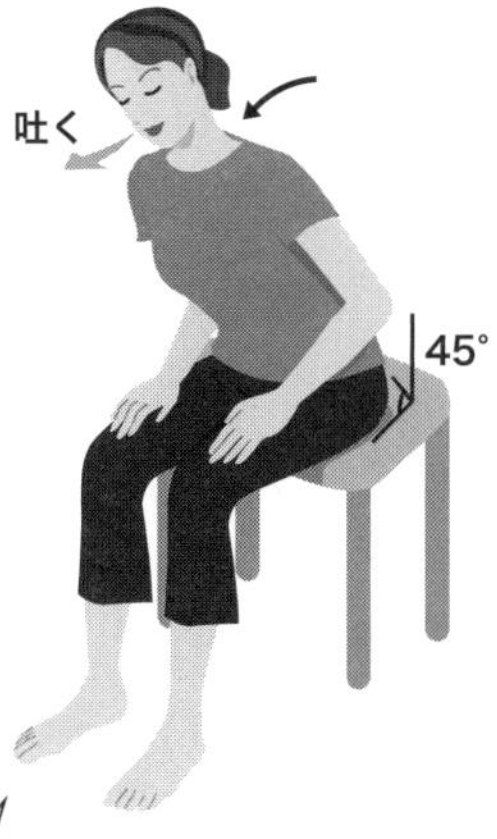

④ 前傾しながら息を吐く

吸うときは②と同じですが、吐くときに上半身を少し前傾します。45度くらいをイメージして、4～5秒かけて、ゆっくりと吐きます。

これを3回行ないます。

② 基本動作

「起こす」「伸ばす」「落とす」「曲げる」

これらの「起こす」「伸ばす」「落とす」「曲げる」の4つの動作を一括して、基本動作といいます。肩の力を抜いて、4つの動作のリズムをつかみましょう。リズムをつかんでしまえば、自然に肩の力も抜け、みぞおちを弛めることも簡単になります。

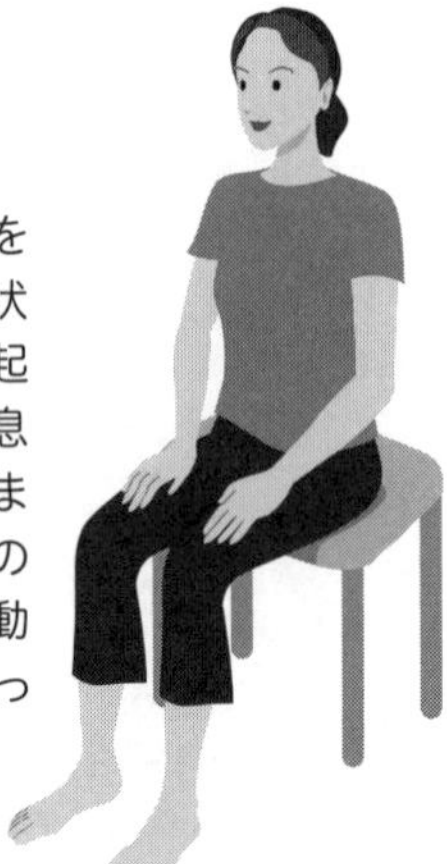

1 起こす

緩息の3回目で、上半身を前傾して息を吐き出した状態から、ゆっくり上半身を起します。このときは、とくに息を吸うという意識は持ちませんが、吐き切った後なので、上半身を起こすという動きに伴って、自然に息が入ってきます。

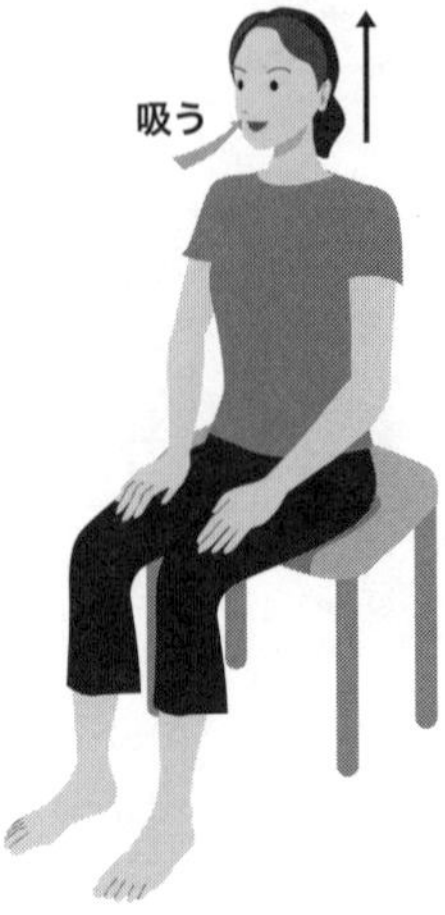

2 伸ばしながら息を吸う

緩息で息を吸ったように、上半身を伸ばしながら2〜3秒かけて息を吸います。胸は広がり、腹部はやや凹みます。

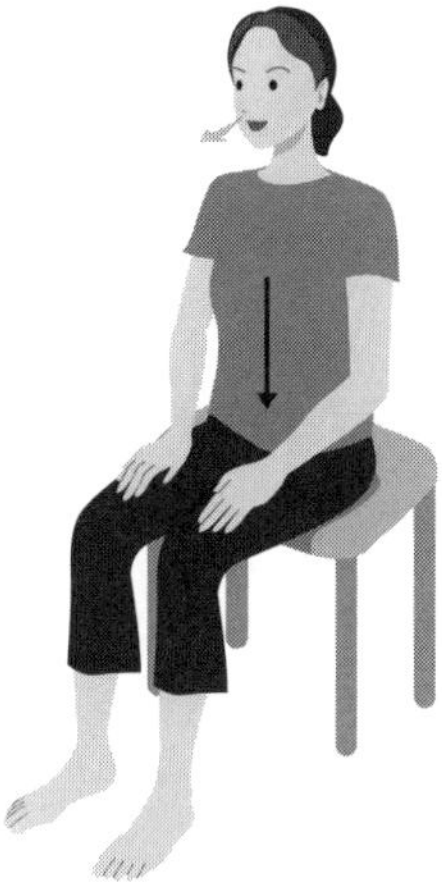

③ 上半身を骨盤に向かって落とす

みぞおちを弛めて、上半身を骨盤に向かってすーっと落とします。このときは息を吐くのではなく、すーっと落とす動作に伴って、鼻から息が漏れるという感じです。これを漏気と呼びます。“すーっと”とは、文字どおり、上半身のエネルギーが丹田に向かって下がっていく感じです。

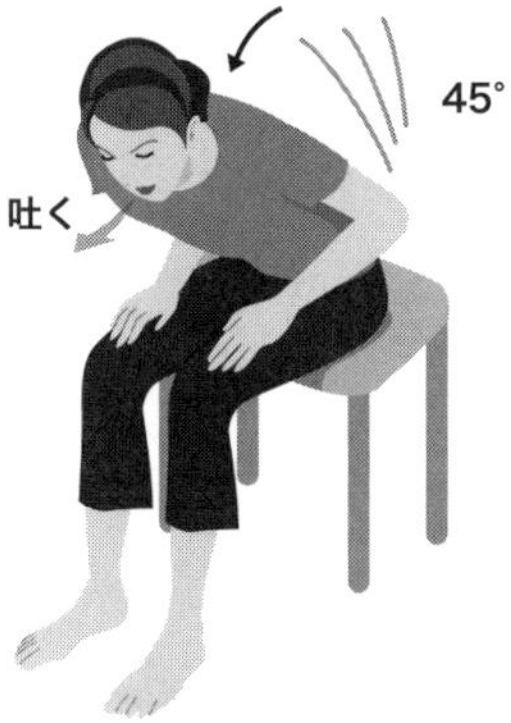

④ 曲げながら息を吐く

みぞおちを弛めたまま、下腹部を少し前に出すような気持ちで、上半身を緩息のときよりも前傾させながら、さらに息を吐きます。

これを12回繰り返します。

〔③ 緩息〕

基本動作を12回繰り返したら、再び緩息を3回行ないます。

4 小波浪息

みぞおちに両手を当てて、「起こす」「伸ばす」「落とす」「曲げる」

右手をみぞおちに置き、みぞおちの弛みを確かめながら、左手は下腹部の丹田が気で満たされていくのをイメージして、②の基本動作の「起こす」「伸ばす」「落とす」「曲げる」を行なうものです。

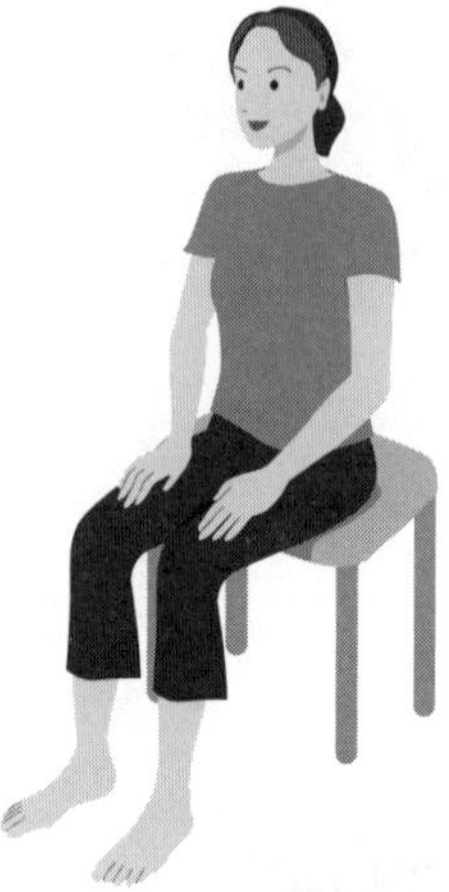

1 上半身を起こす

緩息で上半身を前傾させて息を吐き切った状態から、息を自然に鼻から取り込みながら、上半身を起こします。

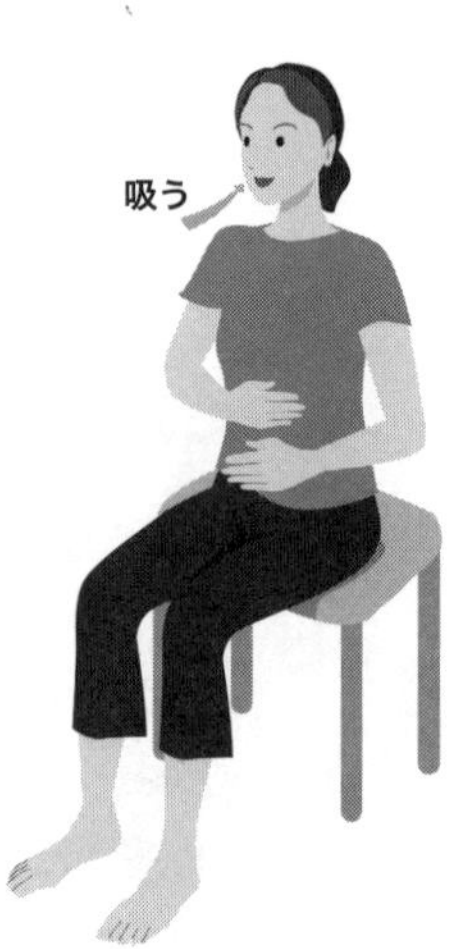

2 両手を腹部に当てて息を吸う

右手をみぞおちに、左手を下腹部の丹田に当て、背筋を伸ばしながら大きく息を吸います。

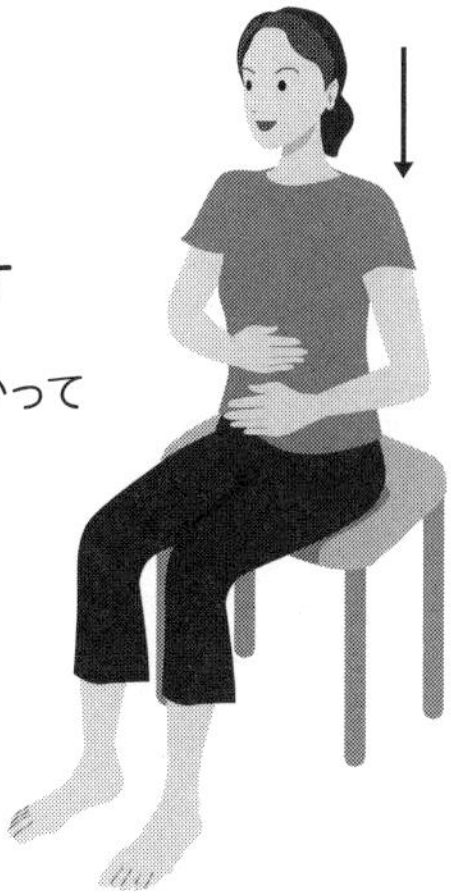

③ 上半身を骨盤に向かって落とす

みぞおちを弛めて上半身を骨盤に向かって落とします。

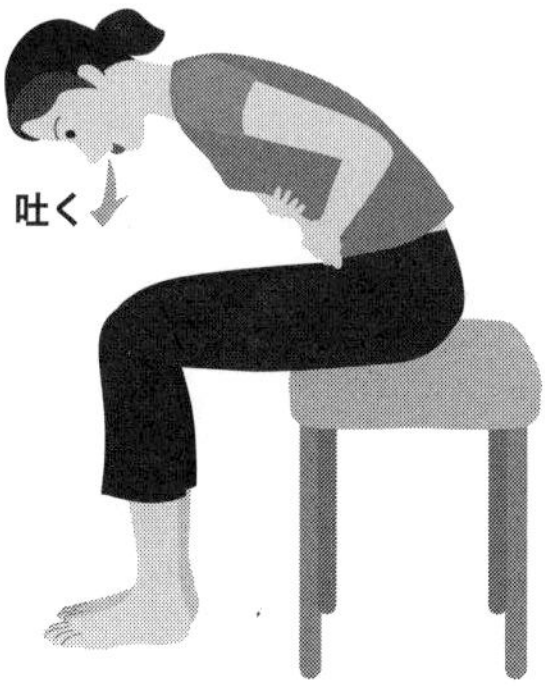

④ 上半身を前傾させながら、息を吐き切る

息を吐きながら上半身を前傾させていきます。みぞおちのくびれが深くなり、右手のひらはこれについていくような気持ちです。

これを12回繰り返します。

〔⑤ 緩息〕

小波浪息を12回繰り返したら、緩息を3回行ないます。

⑥ 屈伸息

ゆっくりと呼吸しながら行なう

吸うときも吐くときも、ゆっくり行なうのがコツです。息を吸うときにお腹を凹ませ、息を吐くときに膨らませる腹式呼吸を心がけてください。

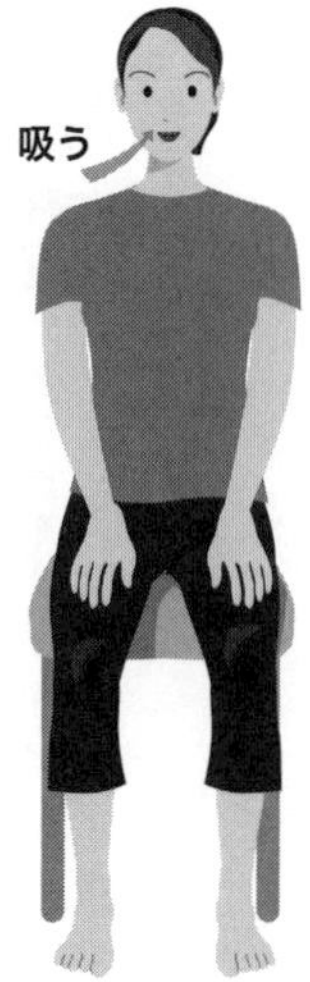

① 上半身を起こす

緩息で上半身を前傾させて息を吐き切った状態から、息を自然に鼻から取り込みながら、上半身を起こします。

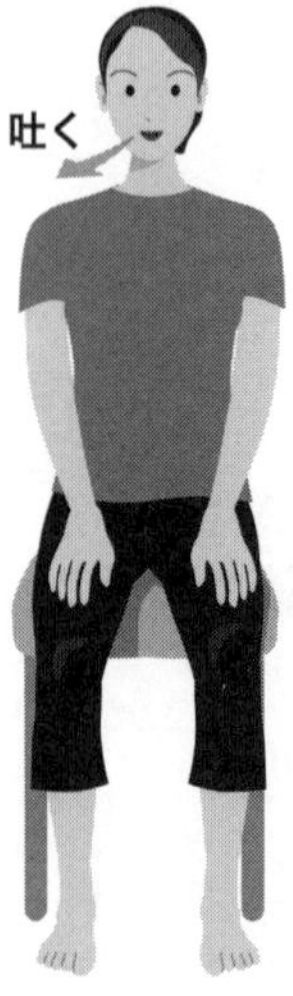

② 丹田を意識しながら息を吐き切る

椅子に腰かけて肩幅に両足を開き、両手は太ももの上に置きます。上半身の力を抜いて、丹田を意識しながら、静かに息を吐き切ります。

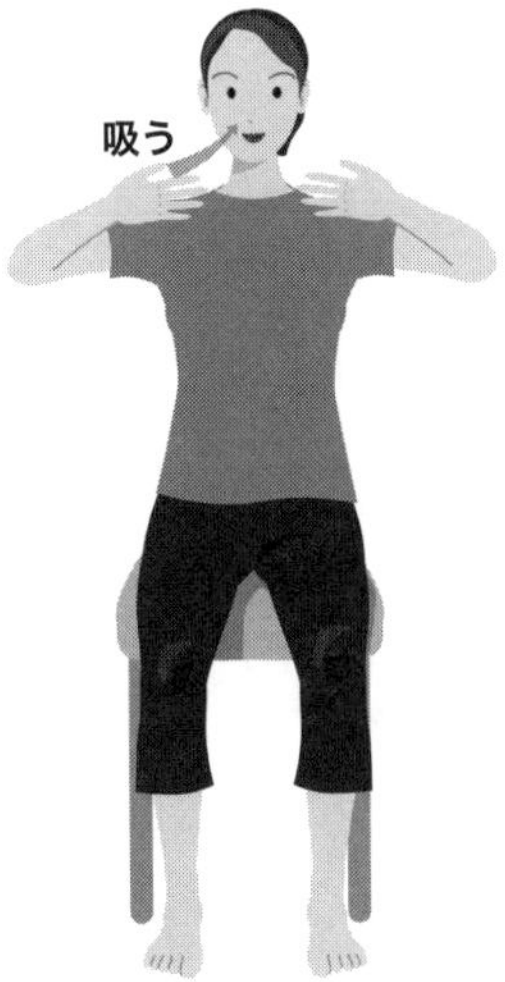

3 手を引き上げ広げて息を吸う

ゆっくり息を吸いながら、手のひらを内側に向けて上へ引き上げ、上半身を伸ばします。胸の前まで手を引き上げたら、手を広げて胸を十分に開き、上半身を反らして思い切り息を吸います。

4 息を吐きながら手のひらを下へ向ける

みぞおちを弛め、ゆっくりと息を少しずつ吐きながら、手を胸の前に戻し、そのまま手のひらを下へ向けます。

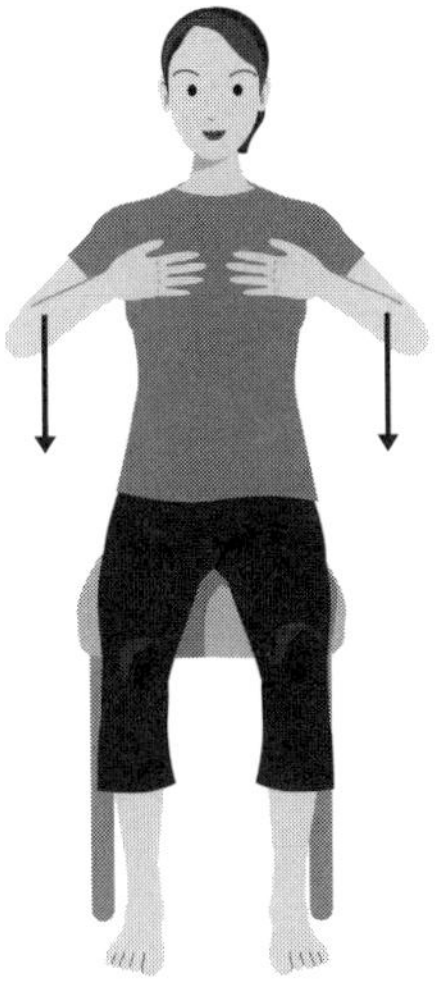

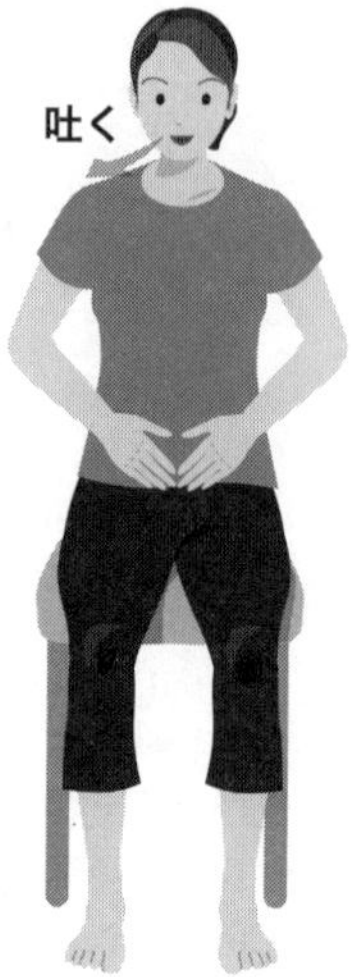

⑤ 前傾しながら親指をみぞおちに入れる

左右の親指をみぞおちに当て、息を吐きながらゆっくり前傾し、親指をみぞおちに入れます。

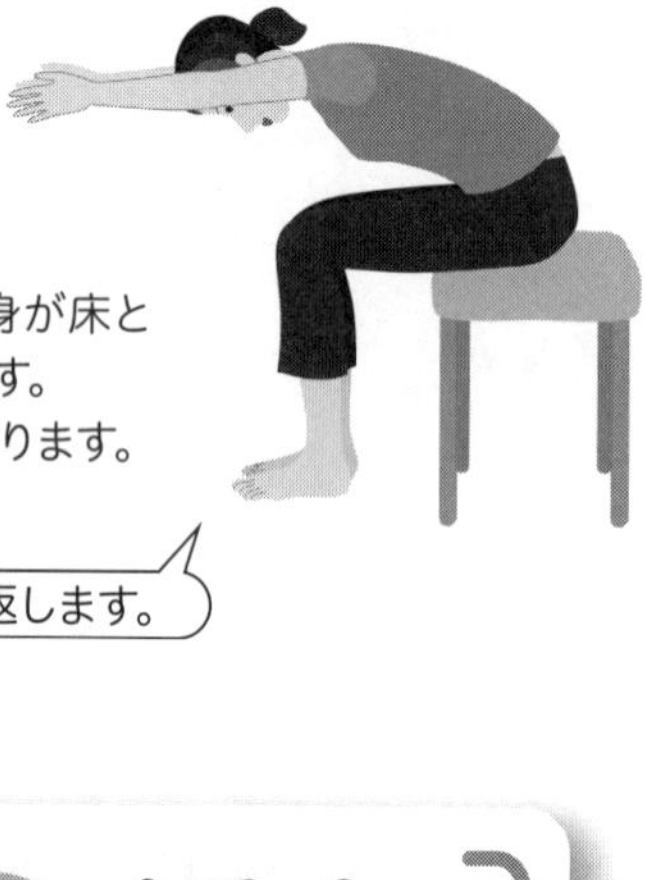

⑥ 両腕を突き出し息を吐き切る

両腕をゆっくり前へ突き出して、上半身が床と水平になるくらい倒し、息を吐き切ります。
ゆっくり息を吸いながら、①の姿勢に戻ります。

これを6回繰り返します。

［⑦ 緩息］

緩息を3回行ないます。

8 大振息

横波のように、組んだ手を下腹と左右逆方向に振る

これまでの動きとは違って、前傾はせず、組んだ手と下腹を左右逆方向に振るように行なうものです。

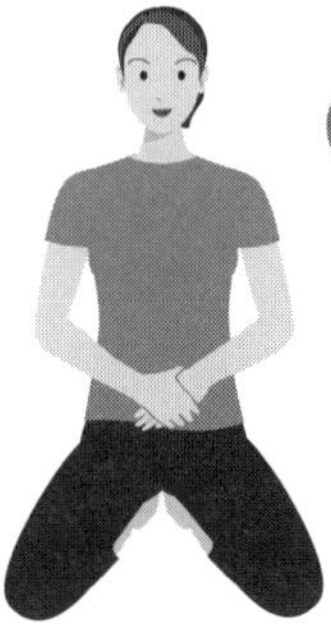

1 両手を下腹の前に

膝を肩幅に開いて座り、右手で左手の甲をつつむようにして、下腹の前に持ってきます。

2 手を左に振りながら息を吸う

重ねた手を左に振りながら息を吸います。このとき、体重は右臀部にかけます。

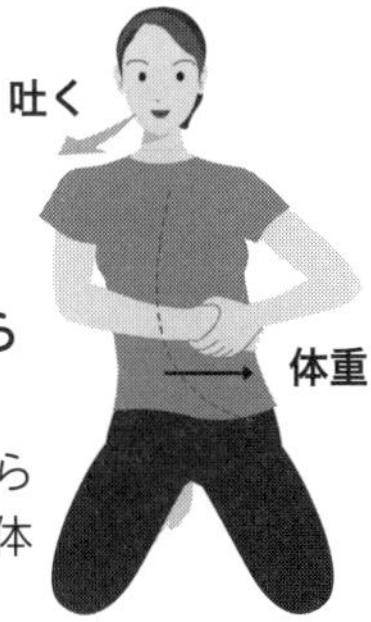

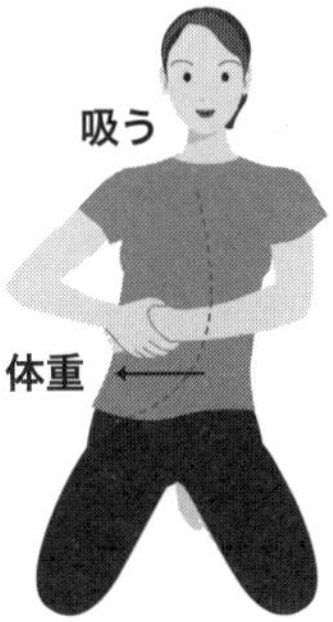

3 右に左に手を振りながら息を吐く

息を吐きながら、組んだ手を右に、体重は左臀部に。次にまた息を吐きながら手を左に、体重は右臀部に。そしてもう一度息を吐きながら手を右に振り、体重は左臀部に。つまり1回吸って3回吐きます。
これを12回行ない、腕を太ももの上に戻します。

次に右から同じ動作を12回行ないます。

9 緩息

緩息を3回行ないます。

10 大振息

今度は先ほどの逆をやります。

1. 左手で右手の甲をつかみ、下腹の前に持ってきます。
2. 重ねた手を右に振りながら息を吸います。
3. 組んだ手を左に、右に、もう一度左に振りながら、息を吐いていきます。

これを12回行ない、手を太ももの上に戻します。

11 緩息

緩息を3回行ないます。

これでプログラム終了です。健康のために、病気の予防のために、できるだけ毎日続けるよう、心がけてください。

あとがき

ホリスティック医学は人間まるごとですから病というステージにとどまらず、生老病死のすべてのステージを対象とします。いわば医療と養生の統合です。

養生とは生命を正しく養うこと。単なる健康法と異なって、そこにはかならず向上する心を伴っています。たしかにこれまでの養生は体を労って病を未然に防ぎ天寿を全《まっと》うするといったどちらかといえば消極的な守りの養生でした。

ひるがえってこれからは生命のエネルギーを日々勝ち取っていき、死ぬ日を最高に、その勢いを駆って死後の世界に突入するといった積極的な攻めの養生です。死を以《も》って終わりでないところがいいですね。

その攻めの養生の代表格として、気功にしても太極拳にしても、その呼び名はどうであれ呼吸法の範疇《はんちゅう》に入るすべての行法《ぎょうほう》を位置づけて来ました。そこには向上するベクトルというものを感じ取ることができるからです。

さらに攻めの養生を果たしていくためには、そこに推進力というものが必要です。その推進力こそ、何を隠そうH・ベルクソンの「生命の躍動《やくどう》」です。フランス語でエラン・ヴィタル（élan vital）。生命の創造的進化を促す内的な衝動力です。

ベルクソンはそもそもがC・ダーウィンの進化論に異を唱えたのです。ダーウィンの進化論といえば世界の科学史上、燦《さん》として輝く金字塔です。その金字塔に異を唱えたのですから、さぞかし勇気が要ったことでしょう。

どういうことかというと、ダーウィンの進化論といえば、なんといっても自然淘汰《とうた》です。『広辞苑』第六版によれば、

生物進化において、ある種の個体群を構成する個体間で、ある形質を持つ個体がそれを持たない個体よりも多くの子孫を残すことができ、しかもその形質が遺伝するなら、その形質が後の世代により広く伝わるようになる

こと。このような過程が集積することによって適応的進化が生じたとするのを自然淘汰という。

といいます。

ベルクソンにいわせれば、生物がより高等な生物に進化していくのを説明するのに自然淘汰だけではいかにも弱い。そこには生命を生命たらしめている内的な衝動力が介在しているはずだというのです。

さらに、生命の躍動によって内なる生命場のエネルギーがあふれ出ると、直観が生まれ、ふたたび生命の躍動が起こって私たちは大いなる喜びすなわち歓喜に包まれるといいます。そして、この歓喜はただの快楽ではなく、そこにはかならず創造を伴っている。何を創造するのか？　自己の力で自己を創造するのであるといいます。

歓喜と自己実現！　私たちが生きていく上で、これほど大事なものはありません。いくら血液検査の結果がすべて正常値であっても、すなわち健康ということではありません。歓喜と自己実現の揃《そろ》い踏みがあって初めて健康といえるのです。

ところで、がん治療の現場に身を置いて五〇年。確信をもっていえることは免疫力や自然治癒力を高める最大の要因はときめきです。もうおわかりですね。このときめきには当然、自己の創造を伴っているのです。

そのための有力な方法論が呼吸法なのです。まあ騙《だま》されたと思ってやってみてください。いずれ宇宙が、そして虚空《こくう》が見えて来ますよ。

参考文献

『気功で病気を治す小事典』帯津良一著　二見書房　1994年
『ときめき養生訓』帯津良一、鵜沼宏樹著　エクスナレッジ　2010年
『気功専科』帯津良一著　日本放送出版協会　1993年
『全力往生』帯津良一著　小学館　2010年
『ゆっくり呼吸で病気は治る!』帯津良一著　宝島社　2012年
『からだが整う呼吸法』帯津良一著　大和書房　2012年
『白隠禅師の気功健康法』帯津良一著　佼成出版社　2008年
『白隠禅師　夜船閑話』伊豆山格堂著　春秋社　1983年
『万病を癒す丹田呼吸法』村木弘昌著　柏樹社　1984年
『中国気功学』馬済人著　東洋学術出版社　1990年
『医療気功』鵜沼宏樹著　春秋社　2001年
『一日の簡単気功レシピ』鵜沼宏樹著　春秋社　2003年
『調和道を歩む』調和道協会著　1983年
『気とエントロピー』帯津良一、槌田敦著　ほたる出版　1999年

プロフィール

一九三六年埼玉県生まれ。帯津三敬病院名誉院長。医学博士。東京大学医学部卒業。東京大学附属病院第三外科、都立駒込病院外科医長などを経て、一九八二年、埼玉県川越市に帯津三敬病院を設立。西洋医学に中国医学、代替療法を取り入れ、医療の東西融合という新機軸を元にがんなどの治療にあたっている。講演や大学での講義を受け持つほか、日本ホリスティック医学協会会長、日本ホメオパシー医学会理事長、調和道協会会長、水輪の会特別顧問を務める。著書は『ガンに克つ 究極の調和道呼吸法―西洋医学の壁を破る自然治癒力の開発』（祥伝社）ほか、『ガンを治す療法辞典』（法研）、『代替療法はなぜ効くのか』（春秋社）、『がんになっても諦めない』（世界文化社）、『健身気功 八段錦』（ベースボールマガジン社）など多数。

切りとり線

★読者のみなさまにお願い

この本をお読みになって、どんな感想をお持ちでしょうか。祥伝社のホームページから書評をお送りいただけたら、ありがたく存じます。今後の企画の参考にさせていただきます。また、次ページの原稿用紙を切り取り、左記編集部まで郵送していただいても結構です。

お寄せいただいた「100字書評」は、ご了解のうえ新聞・雑誌などを通じて紹介させていただくこともあります。採用の場合は、特製図書カードを差しあげます。

なお、ご記入いただいたお名前、ご住所、ご連絡先等は、書評紹介の事前了解、謝礼のお届け以外の目的で利用することはありません。また、それらの情報を6カ月を超えて保管することもありません。

〒101—8701（お手紙は郵便番号だけで届きます）
祥伝社　書籍出版部　編集長　岡部康彦
電話03（3265）1084
祥伝社ブックレビュー　http://www.shodensha.co.jp/bookreview/

◎本書の購買動機

＿＿＿＿新聞の広告を見て	＿＿＿＿＿誌の広告を見て	＿＿＿＿新聞の書評を見て	＿＿＿＿＿誌の書評を見て	書店で見かけて	知人のすすめで

◎今後、新刊情報等のパソコンメール配信を　希望する　・　しない
（配信を希望される方は下欄にアドレスをご記入ください）

@

※携帯電話のアドレスには対応しておりません

100字書評

決定版　体が蘇る3分間呼吸法

住所

なまえ

年齢

職業

決定版《けつていばん》　体《からだ》が蘇《よみがえ》る3分間呼吸法《ぷんかんこきゅうほう》

平成27年9月25日　初版第1刷発行

著　者　帯《おび》津《つ》良《りよう》一《いち》

発行者　竹内和芳

発行所　祥《しよう》伝《でん》社《しや》

〒101-8701
東京都千代田区神田神保町3-3
☎03(3265)2081(販売部)
☎03(3265)1084(編集部)
☎03(3265)3622(業務部)

印　刷　堀内印刷

製　本　積信堂

ISBN978-4-396-61542-0 C0077

Printed in Japan

祥伝社のホームページ・http://www.shodensha.co.jp/

©2015 Ryoichi Obitsu

造本には十分注意しておりますが、万一、落丁、乱丁などの不良品がありましたら、「業務部」あてにお送り下さい。送料小社負担にてお取り替えいたします。ただし、古書店で購入されたものについてはお取り替え出来ません。本書の無断複写は著作権法上での例外を除き禁じられています。また、代行業者など購入者以外の第三者による電子データ化及び電子書籍化は、たとえ個人や家庭内での利用でも著作権法違反です。

能楽師にしてロルファー　安田 登のベストセラー

ゆるめてリセット ロルフィング教室

一日7分！ 体を芯からラクにするボディワーク

安田 登

下掛宝生流能楽師
米国Rolf Institute公認ロルファー

「この方法で
不思議なくらい
腰痛が消えた!」
林 望氏推薦!

一流アスリートや
世界のセレブが愛好する
画期的ボディワーク！
初めての「セルフ・プログラム」

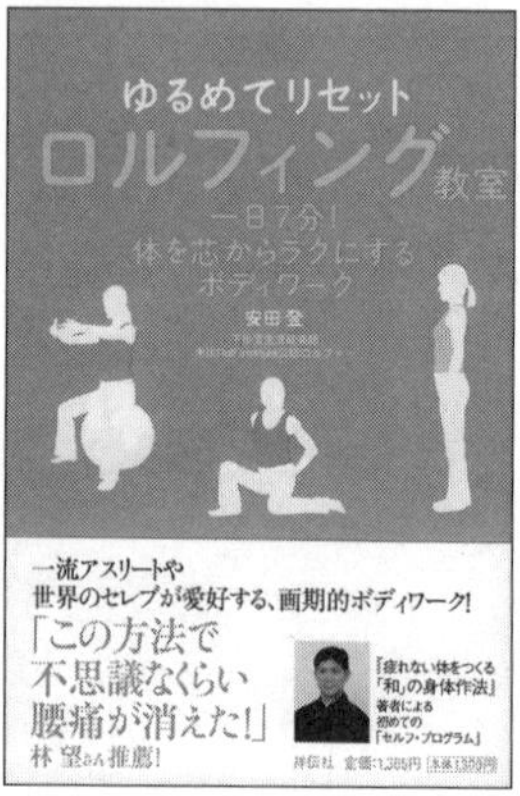

祥伝社

能楽師にしてロルファー　安田 登のベストセラー

疲れない体をつくる
「和」の身体作法

能に学ぶ深層筋エクササイズ

安田 登

下掛宝生流能楽師
米国Rolf Institute公認ロルファー

能楽師はなぜ、
八十歳でも
現役でいられるのか?

――その秘密を知る糸口は、
「能」と「ロルフィング」の
共通点にあった!
まったく新しい
「能」エクササイズ、登場!

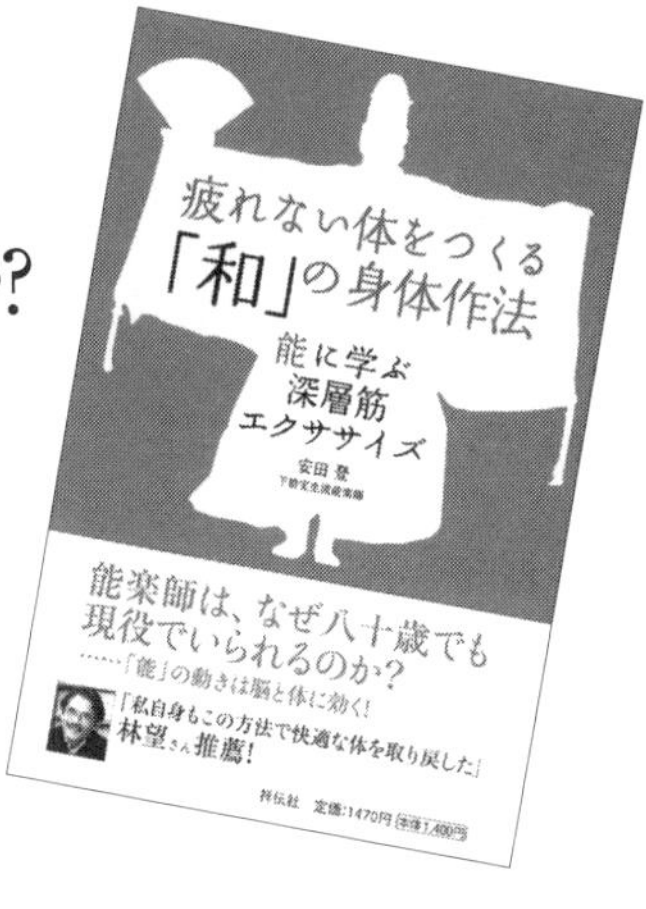

祥伝社

能楽師にしてロルファー　安田 登のベストセラー

能に学ぶ「和」の呼吸法

信長がストレスをパワーに変えた秘密とは?

安田 登

下掛宝生流能楽師
米国Rolf Institute公認ロルファー

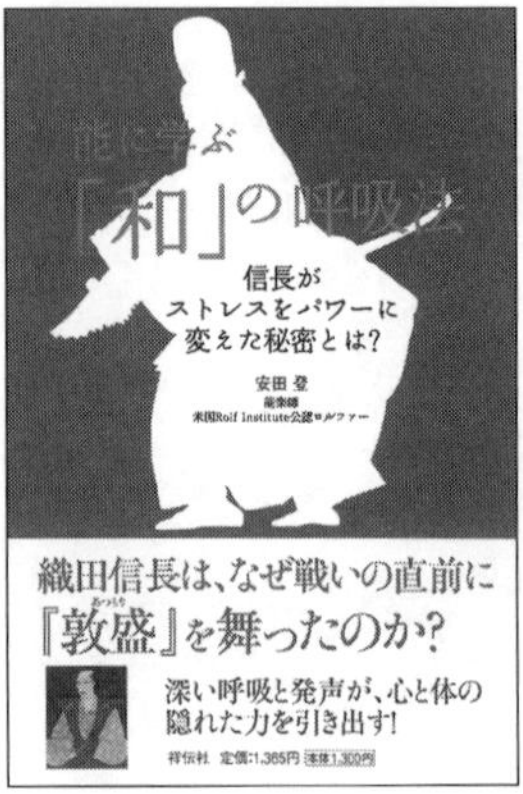

深い呼吸と発声が、
心と体の隠れた力を
引き出す!

能に隠された
「反復律動性の呼吸」の効用とは?!
不安、恐怖、ストレスを
「行動エネルギー」に変える
画期的エクセサイズ!

祥伝社